kumabibeiyueshao
yingyouershengzha
fayuyuzaojiao

# 酷妈必备　月嫂必读

## 婴幼儿生长发育与早教

编著　刘丹

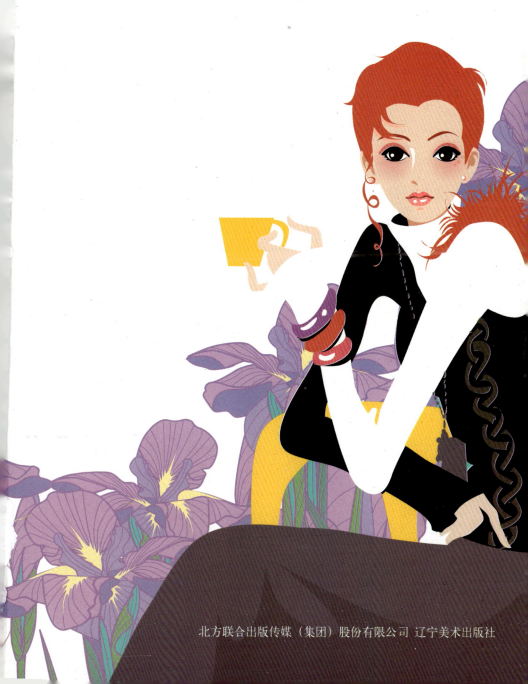

北方联合出版传媒（集团）股份有限公司　辽宁美术出版社

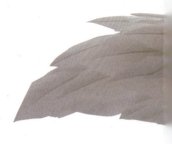

**图书在版编目（CIP）数据**

婴幼儿生长发育与早教 / 刘丹编著.—沈阳：北方联合出
版传媒（集团）股份有限公司 辽宁美术出版社，2011.6
（大耳娃0~3岁今日育儿宝典）
ISBN 978-7-5314-4924-9

Ⅰ．①婴… Ⅱ．①刘… Ⅲ．①婴幼儿－生长发育 Ⅳ．①
R174

中国版本图书馆 CIP 数据核字(2011)第 101379 号

出 版 者：北方联合出版传媒（集团）股份有限公司
　　　　　辽宁美术出版社
地　　址：沈阳市和平区民族北街 29 号　（邮编：110001）
发 行 者：北方联合出版传媒（集团）股份有限公司
　　　　　辽宁美术出版社
印 刷 者：沈阳鹏达新华广告彩印有限公司
开　　本：787mm × 1092mm　1/20
印　　张：4.4
出版时间：2011 年 7 月第 1 版
印刷时间：2011 年 7 月第 1 次印刷
策　　划：范文南
主　　编：范文南
责任编辑：罗 楠　宋柳楠　方 伟　刘志刚
封面设计：王龙伟
版式设计：刘志刚
技术编辑：鲁 浪　徐 杰　霍 磊
责任校对：徐丽娟
ISBN 978-7-5314-4924-9

定　　价：30.50 元

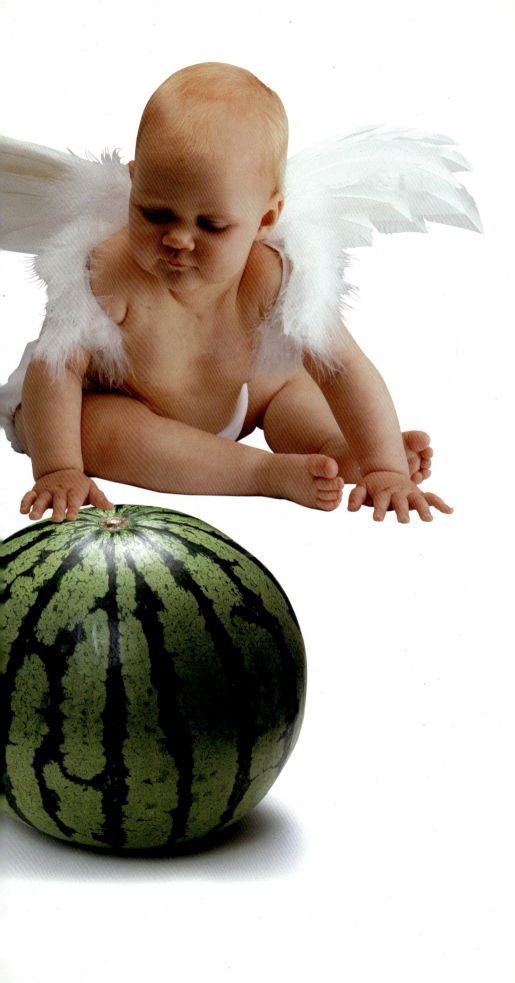

# 目　录

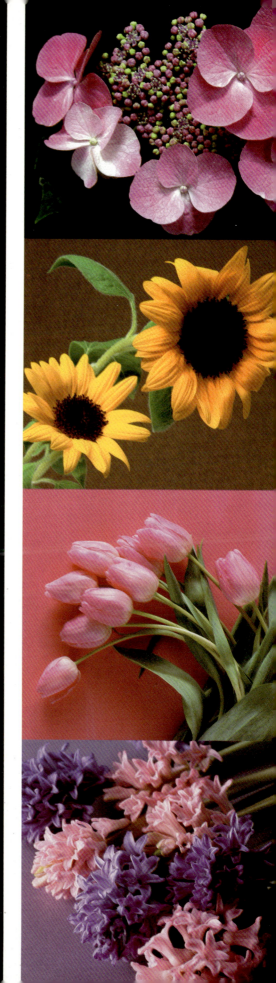

　　人类的生长发育是从受精卵到成人的漫长过程。生长和发育是儿童有别于成人的重要特点。生长是儿童身体各器官、系统逐渐长大的量变过程，可用测量值客观衡量；而发育则是各细胞、组织、器官分化和功能成熟完善的质变过程，个体差异很大，无法用指标客观衡量。生长和发育紧密相关，生长是发育的基础。

　　从脑发育的角度来说，新生儿的脑重已达成人的25％左右，此时神经细胞的数目已与成人相同，出生后脑重的增加主要是神经细胞体积的增大，轴突、树突的增多和神经髓鞘的形成和发育，到2岁时大脑的重量是出生时的3倍，占成人脑重的75％，3岁时就接近成人脑重范围，因此3岁前是宝宝大脑迅速发育的时期，越小的宝宝发育的速度越快，可塑性越强，若能在此阶段给予充分的刺激，能促进宝宝的智力发育，还能使宝宝学会一些必要性的能力，如生活自理能力以及和他人相处的能力，有助于宝宝的身心发展，因此对0～3岁婴幼儿实施早期教育非常重要。0～3岁早期教育的目的是开发宝宝的多元感官能力，帮宝宝建构基础的学习能力，而不是拔苗助长教育天才儿童。

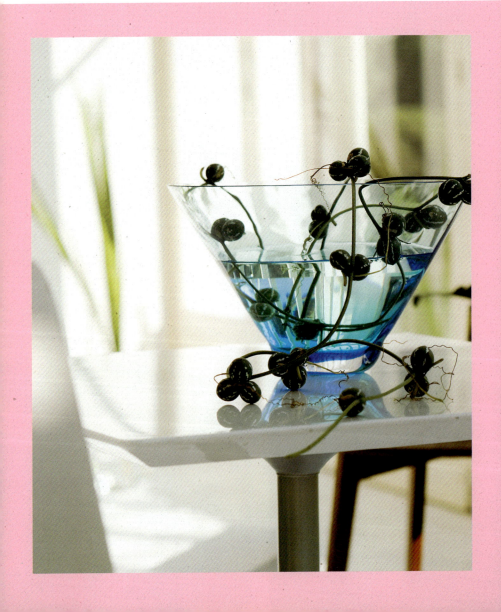

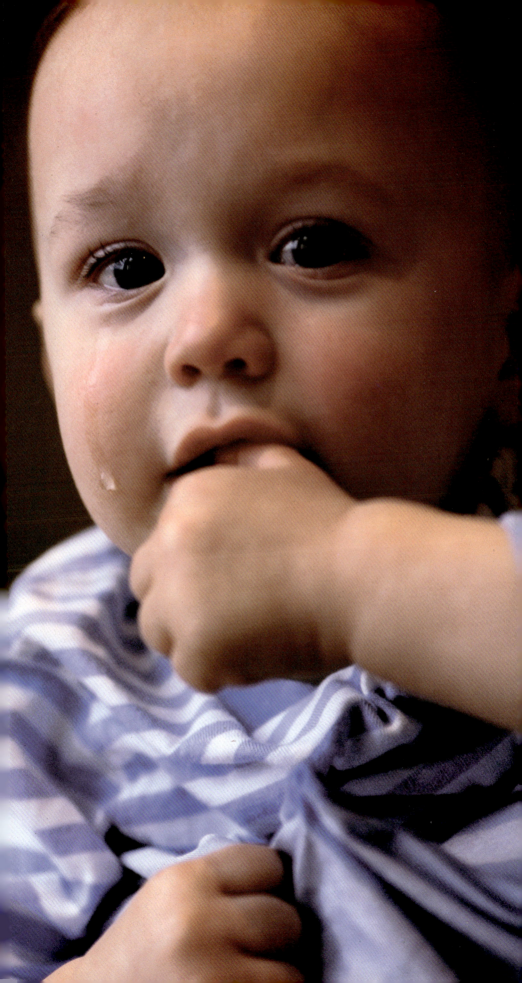

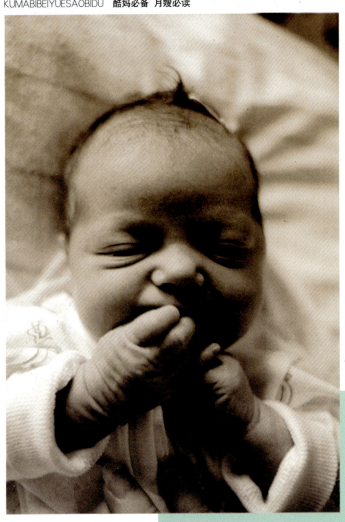

## 一、常用体格发育指标的测量方法及意义

### 评价儿童体格生长的常用指标

体重、身长（高）、头围、胸围、上臂围和皮下脂肪，其中前4项最为常用。

### 如何测体重

用体重计测量，新生儿用台式体重计，婴幼儿用坐式体重计。

### 测定体重的意义

体重是体内各器官、系统、体液的总重量。易于测量，是常用的衡量儿童生长与营养状况的指标，而且也是临床计算小儿用药量的主要依据。

### 身高和身长

两者都代表头部、脊柱和下肢长度的总和。立位测量的结果是身高，仰卧位测量的结果是身长。3岁以内的小儿立位测量不易准确，多采用仰卧位测量，用身长表示，立位与仰卧位的测量值可相差1～2厘米。

### 测定身高（长）的意义

也是小儿生长和营养状况的衡量指标，但不如体重敏感，通常小儿出现营养问题时首先改变的指标是体重，慢性过程才会影响身高（长）。

### 如何测量头围

小儿取立位、坐位或仰卧位，测量者用左手拇指将软尺零点固定于头部右侧齐眉弓上缘处，软尺从头部右侧经过枕骨粗隆最高处绕头一周而回至零点。测量时软尺要紧贴皮肤，左右对称。

### 测量头围的意义

头围的增长与脑和颅骨的生长有关，能反映脑发育情况。婴幼儿时期是脑发育的关键阶段，测定头围很有价值，特别是2岁以内的小儿，而且连续追踪测量比一次测量更重要。

### 头围异常说明什么

头围过小常提示小头畸形，脑发育不全；头围过大或增长过速，常提示先天性甲状腺功能减低症、维生素D缺乏性佝偻病和脑积水。

### 什么是囟门

婴儿出生之初，组成头颅骨的骨头尚未合拢，头顶上会出现两块无骨的软组织，这便是囟门，位于头顶前部的叫前囟，位于后部的是后囟。

### 如何测量前囟大小

前囟在儿科很重要，可用于判断脑发育情况，并能协助诊断某些中枢神经系统疾病。通常前囟为菱形，菱形对边中点连线的长度用于表示前囟的大小，出生时前囟为1~2厘米。

### 囟门何时闭合

前囟一般在1~1.5岁闭合；后囟出生时就很小或已闭

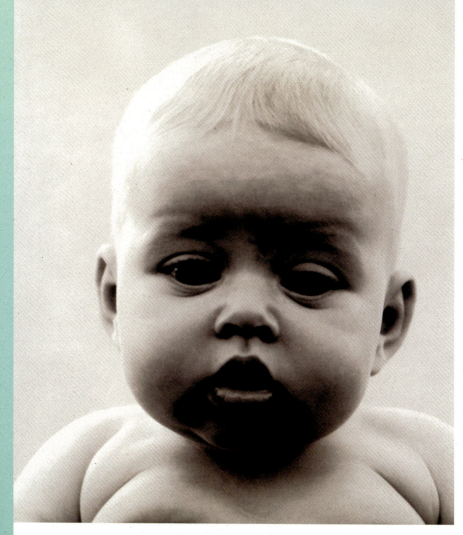

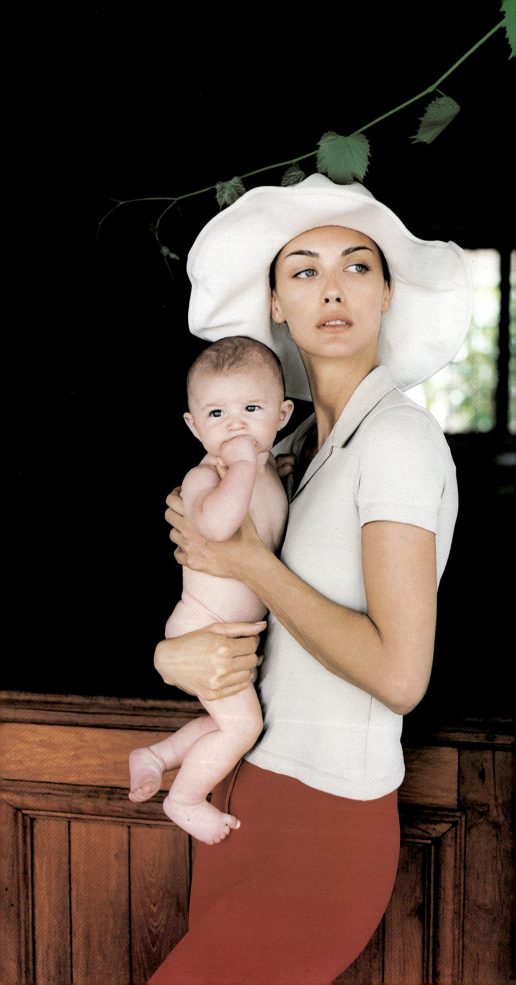

合，最迟于6～8周闭合。

### 如何测量胸围

小儿取立位、坐位或仰卧位，测量者用左手拇指将软尺零点固定于一侧乳头下缘处，软尺绕胸廓一周而回至零点。测量时软尺要紧贴皮肤。

### 测量胸围的意义

胸围代表肺和胸廓的生长情况。出生时头围大于胸围，1岁左右头围和胸围相等，1岁后胸围大于头围，头围和胸围的交叉时间与儿童营养状况和胸廓的发育程度有关，交叉时间延后提示发育较差。

### 婴幼儿身材比较矮小有哪些原因

身高的增长是遗传和后天因素共同作用的结果，遗传是决定身高的主要因素，身高的70％是由遗传决定的，后天因素包括营养、运动、睡眠、生活的环境等。对身材矮小的孩子，需要具体的分析，在临床上最常见的是遗传造成的家族性矮小和体质性矮小。此外还有宫内发育迟缓，在母体内发育迟缓的孩子有相当一部分最终出现身材矮小。再有就是一些内分泌疾病，如生长激素缺乏都会影响身高。

### 孩子晚睡影响身高

充足的睡眠对身高增长非常重要。生长激素是促进身高增长的一个重要激素，其在睡眠状态下的分泌量是清醒状态下的3倍左右，而且大部分在前半夜分泌，所以孩子不能睡

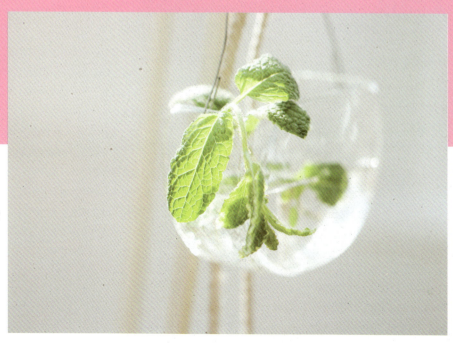

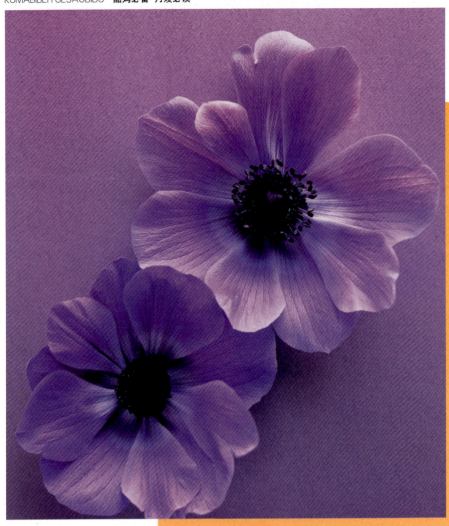

觉太晚，一般不超过晚 10 点。

### 什么是骨龄

测定不同年龄儿童长骨干骺端骨化中心的出现时间、数目、形态的变化，并将其标准化，即为骨龄。

### 如何测骨龄

摄腕骨正位片。

### 婴幼儿测骨龄有什么意义

客观评价因与骨生长有关的激素异常引起的生长发育异常，如生长激素和甲状腺素异常，同时婴幼儿腕骨平片有助于协助诊断佝偻病。

### 孩子很活泼，精力旺盛可就是比同龄的孩子长得小，正常吗

儿童生长发育虽按一定的总规律发展，但在一定范围内受遗传、环境的影响，存在着相当大的个体差异，因此，儿童的生长发育有一定的正常范围，所谓的正常值也不是绝对的，评价时要考虑个体的不同影响因素，才能做出正确的判断。但是，如果你的孩子与同龄孩子身高的平均水平相差太大，应去医院检查，查明原因。

### 定期体检很重要

婴幼儿定期体格发育的测量数据是评价其生长和营养状况的重要资料。每次测得的数字可以和同龄参考值进行比较，以确定其生长发育的水平，将前后两次的测量结果比较，可评定在单位时间内的增长速度，定期体格检查有助于帮助父母了解儿童生长发育情况，还能早期发现营养障碍性疾病，所以非常重要。

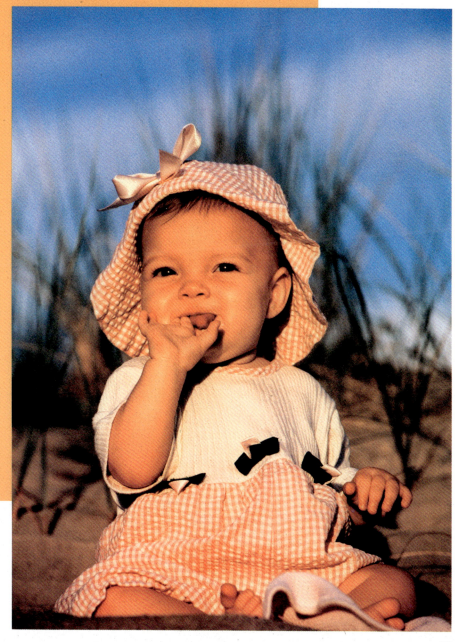

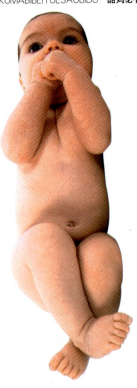

## 二、0～28天宝宝的生长发育和早教

在我国，新生儿期的定义是指从出生后脐带结扎到生后满28天前的这段时间，是儿童生长发育的特殊时期。这一时期，小儿离开母体环境开始独

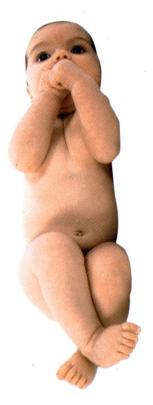

立生存，内外环境发生了巨大变化，加之新生儿各器官系统发育尚不完善，对周围环境的适应和应激能力较差，因此新生儿期是儿童死亡率和患病率最高的时期，关注新生儿期宝宝的健康非常重要。

## （一）0～28天宝宝生长发育特点

### 1.体格生长

**体重** 正常新生儿的出生体重介于2500克和4000克之间，男婴平均出生体重是2.92～3.68公斤，女婴平均出生体重是2.84～3.56公斤，正常足月儿满月时体重约增加1～1.5公斤。

**身长** 出生时男婴为48.7～52.1厘米，女婴是48.2～50.4厘米，平均身长是50厘米，正常足月儿满月时身长约增加4～8厘米。

**头围** 出生时头围平均为32～34厘米，正常足月儿满月时头围是37～38厘米。

**胸围** 出生时胸围平均为32厘米，比头围小1～2厘米，正常足月儿满月时胸围是35～

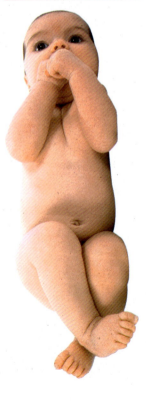

38厘米。

**囟门** 出生时前囟为1～2厘米，后囟很小或已闭合，颅骨缝稍有分开，正常足月儿满月时前囟可略增大，但个体差异较大。

## 2.感知的发育

**视觉** 新生儿已有视觉感知功能，瞳孔有对光反应，在安静清醒状态下可短暂注视物体，但只能看清15～20厘米以内的物体，生后1个月视觉发育迅速，可凝视光源，能看到物体的大致轮廓，可有头眼协调，眼睛能追随物体移动，最喜欢的图案是简单的线条图，如棋盘等。

**听觉** 出生时听力差，3～7天听觉就相当良好，听到巨大声音可有肢体抖动、皱眉等动作，或报之以哭闹，如哭闹时听到突发声响则会立即停止哭闹。

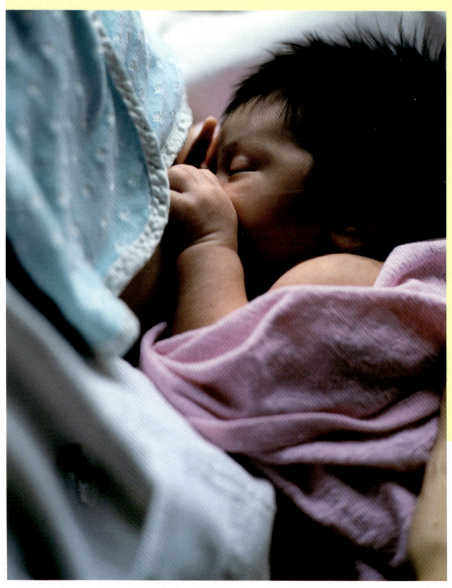

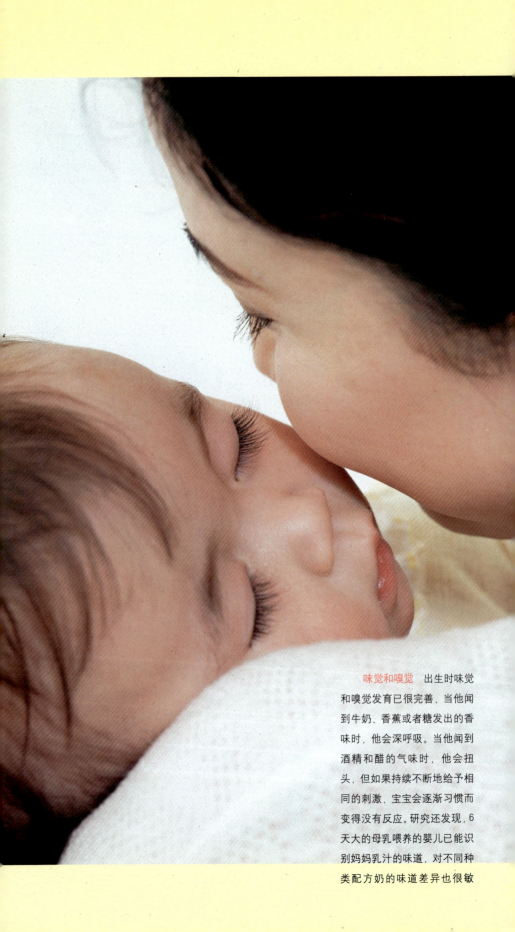

**味觉和嗅觉** 出生时味觉和嗅觉发育已很完善，当他闻到牛奶、香蕉或者糖发出的香味时，他会深呼吸。当他闻到酒精和醋的气味时，他会扭头，但如果持续不断地给予相同的刺激，宝宝会逐渐习惯而变得没有反应。研究还发现，6天大的母乳喂养的婴儿已能识别妈妈乳汁的味道，对不同种类配方奶的味道差异也很敏感，可以给予一定的气味刺激，促进味觉的发展。

**皮肤感觉** 新生儿眼、口周、手掌、足底部位的触觉已很灵敏，但前臂、大腿、躯干的触觉则较迟钝。新生儿有痛觉，但较迟钝，所以给新生儿进行注射时，常常注射时听不到哭声，而将针拔出后却大哭起来，有的家长常常把这种现象归结为宝宝不怕痛，很勇敢，看来是痛觉的敏感性在作怪。出生时温度觉也很敏感，当冲调的奶粉温度不适宜时，新生儿会表现出哭闹，拒绝吃奶。

## 3.动作发育

**粗动作发育** 新生儿俯卧时能抬头1～2秒，很快又下垂，扶坐时头低垂，趴着时头部偏向一侧，臀部举高，膝盖略缩在腹下，四肢仰卧时常呈屈曲状态，像小青蛙一样。

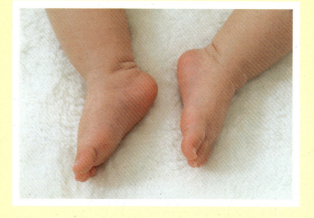

**精细动作发育** 双手常常紧握，可以反射性地抓住东西，满月时可将手放入口中。

## 4.语言发育

除啼哭外也可发出无意识的声音。宝宝会用不同的哭声表达感觉，可能是饿了、尿了，或是要人抱他，而当宝宝感到开心和舒服时，也会发出愉悦的声音。

## 5.心理发展和社会行为能力

被抱起时能安静下来。

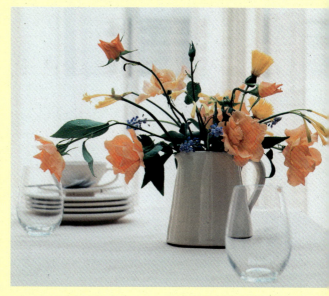

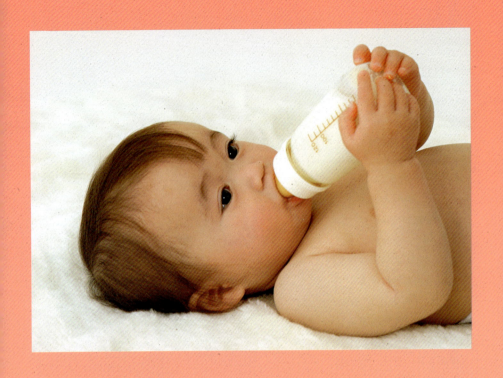

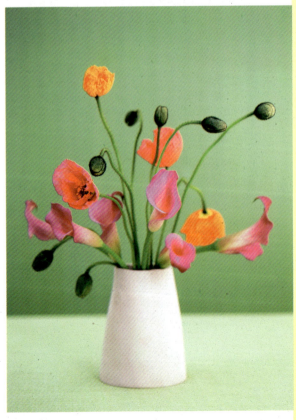

6.反射：包括原始反射和条件反射

①**原始反射**　正常新生儿出生后就具备原始反射，包括握持反射、拥抱反射、觅食反射和吸吮反射等，这些反射虽然出生时就已存在，但并不是终身存在，一般在数周或数月后自行消失，代之以条件反射，如果原始反射不消失，则会影响小儿的动作发育，神经系统疾病时原始反射会出现增强或减弱现象，原始反射减弱或消失往往提示病情较重，预后不良。

a.**握持反射**：当你把手指放在新生儿的手中时，他会紧紧抓住你的手指，这就是握持反射，一般在生后3～4个月消失，握持反射的消失是手部精细动作发育的开始。

b.吸吮反射：将乳头或奶嘴放入新生儿口内，会出现有力的吸吮动作，这就是吸吮反射。

c.觅食反射：用手指轻轻叩击新生儿一侧颧骨和口角之间的面颊部，他会反射性地向该侧转头并伴有口角向该侧上翘，似在寻找食物，这就是觅食反射。

d.拥抱反射：如果新生儿的头部突然移动，或者向后跌倒，或者他因某些大声或突然的动作吃惊时，他的首先反应是手臂伸直，手脚张开，颈部伸直，然后快速将手臂内收，开始大哭，这就是拥抱反射，拥抱反射对诊断中枢神经系统疾病和判断其预后非常重要，一般在2个月以后消失。

②条件反射　新生儿第一个条件反射的建立是在生后第2周，表现为当妈妈将新生儿抱起喂奶时，还没有把乳头放入他的口中，他就出现吮吸动作。

## （二）0～28天宝宝的早教要点

### 1.视觉

新生儿的眼睛有15～20厘米的聚焦距离，而且仅是短暂聚焦，视觉区域也仅局限在45°～120°角内。如果你想让婴儿看某样东西，最好把物体放在这个距离，这也是哺乳时妈妈的脸和宝宝眼睛之间的距离。当你的头在距离宝宝的头20厘米左右的地方慢慢移动时，宝宝也会随之轻微地移动眼睛。大部分1个月左右的宝宝在醒来时会到处眨眼看，能区分黑白色调，对彩色立体图画分辨力差，能区分明暗，喜欢光亮，但不喜欢强光，把宝宝抱到光线较好的地方，他会将头转向光线较强处，所以可多将宝宝抱到光线柔和的地方，有助于视觉发育。

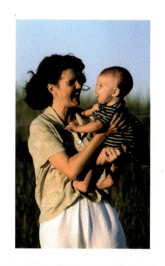

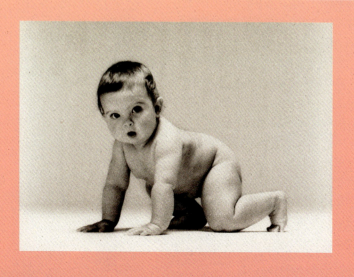

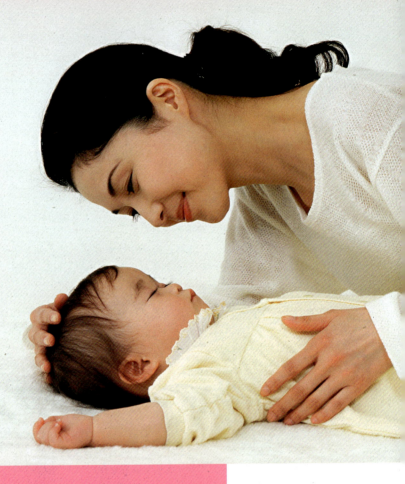

## 2.听觉

5~7天的宝宝听觉发育已经很好，多和宝宝说话，给宝宝听优雅、舒缓的音乐很有好处。研究表明，给新生儿听电话铃声时，除非将电话放在距新生儿3米内的地方，否则新生儿没有反应。而新生儿却对和弦音乐反应敏感，听到悠扬的乐曲声，新生儿表现安静，反复播放同一乐曲时，新生儿则表情专注，所以可给新生儿适当听音乐，但声音不要超过60分贝，每次时间不要超过20分钟，也可以给他听儿歌，还可以摇拨浪鼓和他玩。

## 3.触觉刺激

0~6个月的早教重点主要是触觉发育，丰富的触觉刺激是人格发展的基础。6个月前的宝宝还没有行动的能力，视觉发育也不成熟，只能用触觉感知世界，因此要常常抱宝宝、和宝宝说话，让宝宝感受到被爱，有助其触觉的发展。这一时期妈妈可在专业人士指导下进行婴儿游泳训练和婴儿抚触，如果妈妈没有足够的时间，抱着宝宝亲亲小脸蛋儿，抚摸一下宝宝的小身体也是很有效的。

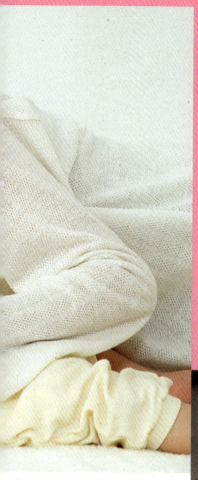

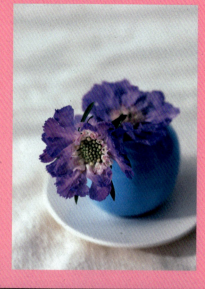

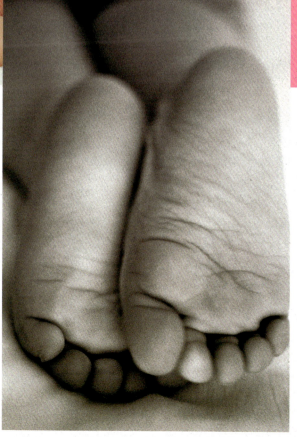

## 新生儿真的可以游泳吗

可以。早在 20 世纪 60 年代，俄罗斯妇产科医生柴可夫斯基曾采用科学的"水中分娩法"让产妇直接在水中分娩。经观察发现，这些"水婴儿"发育良好，身体健康，头脑聪明。20 世纪 80 年代，美国纽约罗伯特夫妇创办了婴儿游泳基地，每年有 3000 多名婴儿参加游泳训练。1983 年，我国上海开办了第一个婴儿游泳训练班，但主要针对较大婴儿。2002 年 10 月，广东省妇幼保健院首倡新生儿游泳方法。近两年，全国各地开始普及性尝试。

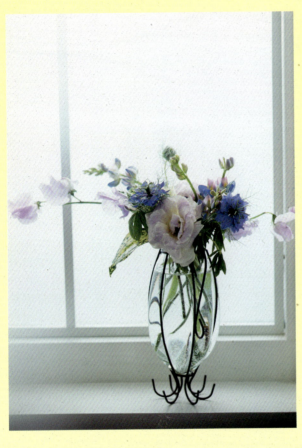

### 新生儿游泳有什么好处

　　动态研究表明，新生儿游泳能促进头围、身高和体重的增长和保证良好的睡眠；能促进大脑、小脑平衡的发育，促进皮肤感觉的发育，预防感觉统合失调；能促进心肺功能的发育；能提高免疫功能；能加快黄疸消退；能预防湿疹、脓疱疮等皮肤病；能增强母婴感情。游泳是人类最早的自主保健运动，它能促进大脑发育，提高对外界的反应能力，是人类智力发育及开启智商、情商的有效措施之一。

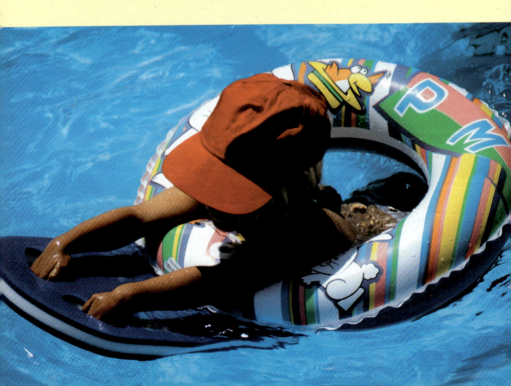

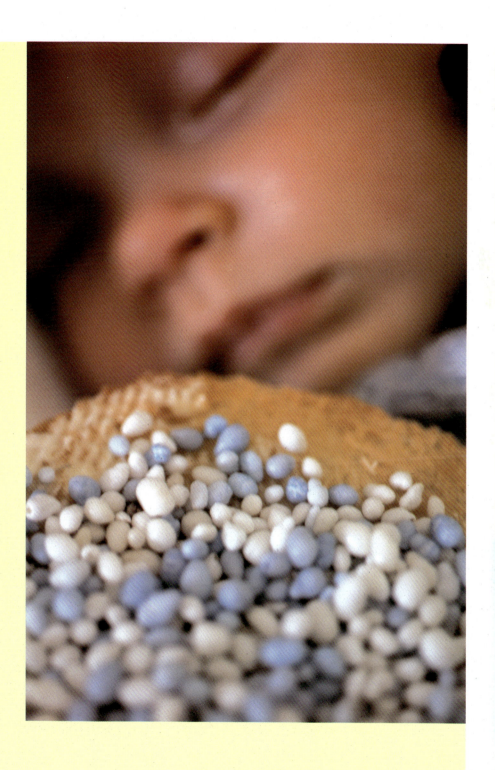

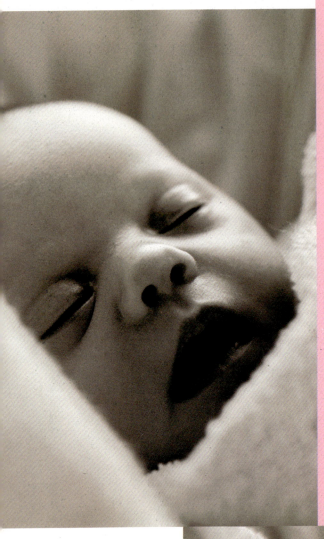

### 什么是新生儿抚触

是对初生儿进行轻柔的触摸，富有爱心的语言交流。它在生理及心理上的益处已经受到医护界广泛重视，目前大多数医院新生儿在住院期间都由护理人员进行抚触，每日一次。

### 新生儿抚触的好处

抚触可以刺激宝宝的淋巴系统，增强肌体抵抗疾病的能力，能改善宝宝的消化系统功能，促进胎便排出；能促进生理性黄疸的消退，增进饮食吸收和激素的分泌，达到体重增加、缓解气胀、结实肌肉的目的；同时可以平服宝宝的不安情绪，减少哭闹；还可以加深宝宝的睡眠深度，延长睡眠时间，改善睡眠质量；也能促进母婴间的交流，促进乳汁分泌，令宝宝感受到妈妈的爱护和关怀。

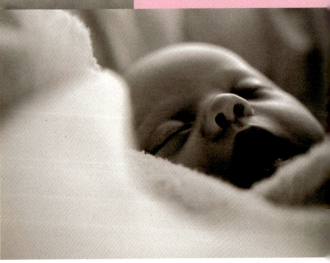

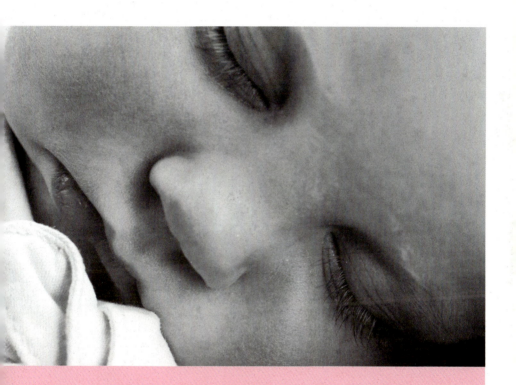

### 新生儿抚触的条件

保持房间温度在25℃左右，每次做抚触的时间不超过30分钟；妈妈和宝宝都应采用舒适的体位，居室里要安静、清洁，可以放一些轻柔的音乐做背景，有助于妈妈和宝宝彼此放松；最好选择宝宝不太饱或不太饿的时候进行，防止吐奶或不配合；同时还要为宝宝预备好毛巾、尿布及替换的衣服。

### 新生儿抚触前的准备

确保舒适，在20分钟内应不受到干扰，放轻柔的音乐；最方便做抚触的时候应是在宝宝沐浴后或给宝宝穿衣服的过程中，房间要保持合适温度；抚触者双手要暖和、光滑，指甲要短，以免划伤小儿皮肤；在做抚触前，妈妈应先温暖双手，适量涂抹婴儿油后再行抚触。

### 婴儿抚触的基本方法

抚触先从头部开始，依次为胸、腹部、四肢和背部，有序进行。

### 面部抚触

目的是舒缓脸部紧绷；取适量婴儿油从前额中心处用双手拇指往外推压，画出一个微笑状。眉头、眼窝、人中、下巴，同样用双手拇指往外推压，画出一个微笑状。

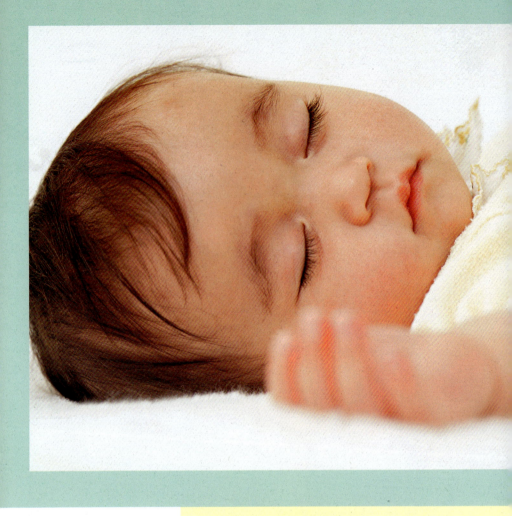

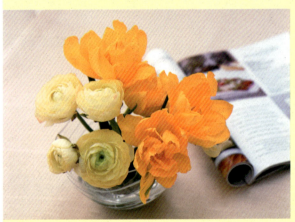

### 胸部抚触

目的是顺畅呼吸，促进血液循环：双手放在两侧肋缘，右手向上滑向婴儿右肩，复原，左手以同样方法进行。

### 手部抚触

目的是增加手部灵活性：将婴儿双手下垂，用一只手捏住其胳膊，从上臂到手腕轻轻挤捏，然后用手指按摩手腕。用同样的方法按摩另一只手。双手夹住小手臂，上下搓滚，并轻拈婴儿的手腕和小手。在确保手部不受伤的前提下，用拇指从手掌心按摩至手指。

### 腹部抚触

目的是有助于肠胃活动：按顺时针方向按摩腹部，但是在脐痂未脱落前不要按摩该区

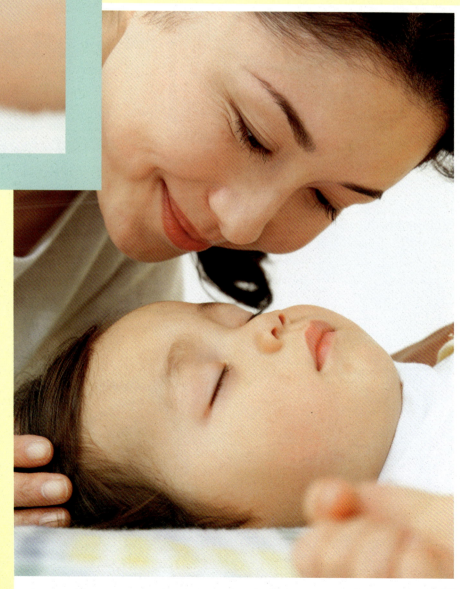

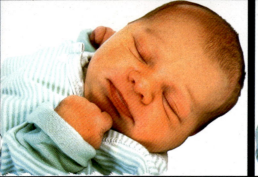
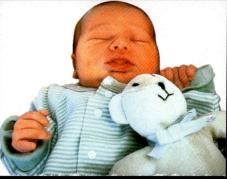
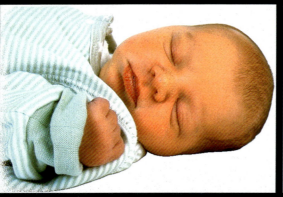
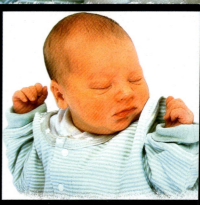

域。用手指尖在婴儿腹部从操作者的左方向右按摩，操作者可能会感觉气泡在指下移动。可做"I LOVE YOU"亲情体验，用右手在婴儿的左腹由上往下画一个英文字母"I"，再依操作者的方向由左至右画一个倒写的"L"，最后由左至右画一个倒写的"U"。在做上述动作时要用关爱的语调说"我爱你"，传递爱和关怀。

### 腿部抚触

目的是增加运动协调功能，促进粗动作发育：按摩婴儿的大腿、膝部、小腿，从大腿至踝部轻轻挤捏，然后按摩脚踝及足部。接下来双手夹住婴儿的小腿，上下搓滚，并轻拈婴儿的脚跟和脚掌。在确保脚踝不受伤害的前提下，用拇指从脚后跟按摩至脚趾。

### 背部抚触

目的是舒展背部肌肉：双手平放婴儿背部，从颈部向下按摩，然后用指尖轻轻按摩脊柱两边的小肌肉，然后再次从颈部向脊柱下端迂回运动。

### 新生儿抚触的注意事项

新生儿每次抚触时间不宜过长，先从5分钟开始，逐渐延长，一般不超过20分钟，一般每天进行1～2次；要根据婴儿的需要，不要强迫婴儿保持固定姿势，如果婴儿哭了，先设法让他安静，然后才可继续。一旦婴儿哭得很厉害应停止抚触；注意保持室内温度，防止着凉；不要让婴儿的眼睛接触润肤油；给宝宝做背部抚

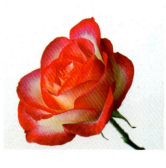

触时要将头偏向一侧，以防窒息。手法要轻轻开始，慢慢增加力度。

新生儿游泳和抚触可以同步进行

目前国内的研究都是二者先后或同步进行的，已证实是新生儿早期智力开发的重要干预措施。游泳和抚触的同时配合旋律优美、优雅、舒展、平稳、强度变化不大的乐曲，如《催眠曲》《小钢琴曲》《小夜曲》和《梦幻曲》等效果更好，一般背景音乐播放的最佳时间为每次15～20分钟，播放音量一般不超过60分贝。

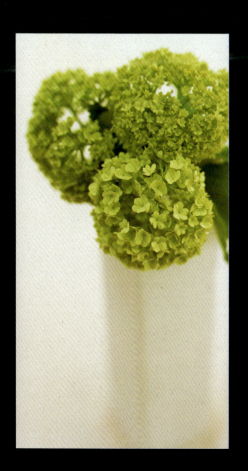

### 4.动作

新生儿期动作的训练主要是帮助抬头，在新生儿清醒时可采取俯卧位让他练习抬头，但时间不宜过长，而且父母要在旁边陪同，防止抬头费力引起窒息。

### 5.语言

语言刺激对宝宝的大脑发育非常重要，一定要多和宝宝说话。很多人认为新生儿太小，什么都不懂而不去和新生儿说话，这是错误的。妈妈要抓住一切新生儿处于觉醒状态的机会充满爱心地和他交谈，内容可以涉及各个方面或者就陈述身边发生的事情也行。和婴儿说话时，声音要柔和，最好和婴儿面对面，看着宝宝的眼睛说，有时宝宝会非常专注地盯着你，若有所思。比如，当宝宝醒来时，妈妈抱起他，面对面，宝宝会注视你的脸，妈妈会不由自主地说："宝宝

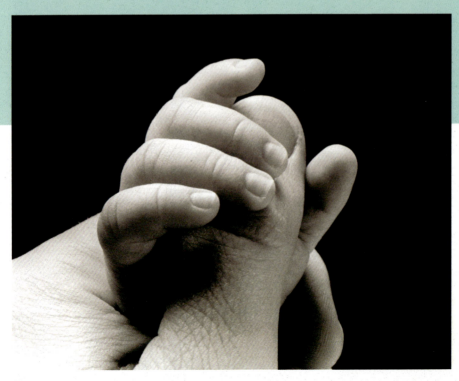

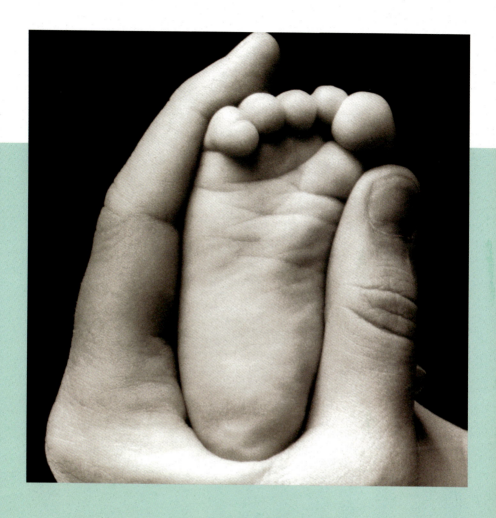

看看妈妈，宝宝认识妈妈吗？"宝宝似带微笑，有时会学妈妈的样子张开小嘴。当宝宝吃奶时听到妈妈说话，他会停止或改变吸吮速度，说明宝宝在听妈妈说话，而别人说话他不理会，说明他对妈妈的声音有偏爱，妈妈一定要多和宝宝说话。

研究表明，新生儿能区别不同的语言，如果同时给予多种语言刺激，大脑会做出多种反应，多语言环境的宝宝更聪明，所以妈妈在与宝宝说话时也可以尝试用多种语言，如"宝宝准备好了吗"和"Are you ready"来表达同一种意思。

## 6.心理发展和社会行为能力

新生儿对妈妈的体味有独特的识别能力，对妈妈有特殊的依赖感，因此妈妈要多和宝宝接触，使宝宝心情愉悦。研究表明，妈妈使用气味较浓的香水或化妆品改变体味，或经常更换不同的人照顾宝宝，会使宝宝不安，情绪低落。

（三）妈妈**记事本**

1.正常时在生后的前42天，家庭所属妇幼保健院的医生要常规到家里访视两次，以监测宝宝的生长发育情况并指导喂养，所以宝宝出生后要及时将保健手册送至家庭所属的妇幼保健院以备访视。

2.及时了解新生儿疾病筛查的结果。

3.生后满1个月宝宝要常规注射乙肝疫苗第二针。

4.足月儿生后24小时内排胎便，一般2～3天排完，如超过24小时仍不排胎便视为异常，可能有肛门闭锁或其他消化道畸形，胎便通常是墨绿色的，黏稠呈糊状。

5.足月儿生后一般24小时内开始排尿，如超过48小时仍不排尿视为异常，可能存在泌尿系统畸形。

6.脐带脱落：最早在3～4天内，大多数情况下会在出生后7～14天脱落，脐带脱落前要注意保持脐部干燥，注意观

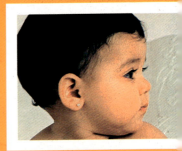

察脐窝是否红肿、渗出，注意预防脐炎。

7.新生儿正常呼吸频率是40次／分左右，心率是120～160次／分。

8.正常新生儿体温不超过37.4℃，体温易受环境温度影响。

9.新生儿正常粪便：不同喂养方式的新生儿大便次数和性状不同，母乳喂养儿呈黄色或金黄色，多为均匀膏状或带少许黄色粪便颗粒，或较稀薄，绿色，不臭，平均每日2～4次。人工喂养儿粪便为淡黄色或灰黄色，较干稠，有臭味，每日平均1～2次，易便秘。混合喂养儿粪便似人工喂养儿，但较软、黄。其实，便次受喂奶次数、喂哺量和消化能力影响差异很大，如果大便性状正常，宝宝状态好，大便次数增加几次不足为奇。

10.新生儿正常睡眠时间是18～20小时。

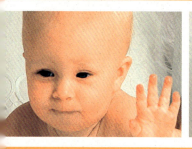
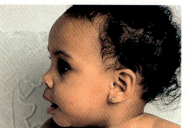
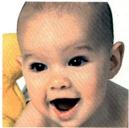

## (四) 0～28天宝宝的常见问题

### 新生儿出生时体重并非越重越健康

在我国，正常健康新生儿是指胎龄满37周，不足42周，体重介于2500克和4000克之间，无畸形或疾病的活产婴儿。体重不是判断新生儿是否健康的唯一标准，相反，有些巨大儿是病态婴儿，有很多健康隐患。临床研究结果表明，巨大儿日后肥胖的发生率明显高于出生体重正常的儿童。

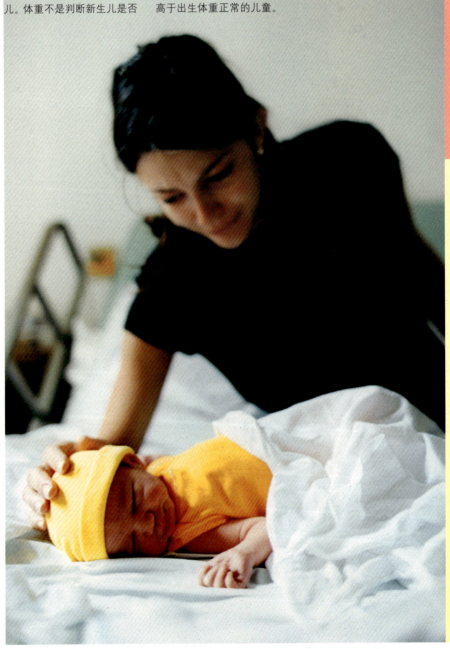

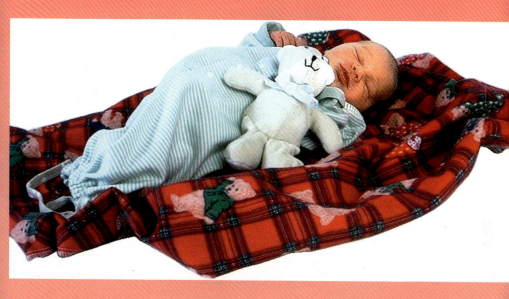

## 什么是生理性体重下降

生后 1 周内因摄入不足，加之水分丢失，胎粪排出，可出现暂时性体重下降或生理性体重下降，在生后 3～4 日达最低点（下降 3%～9%），以后逐渐回升，到出生后第 7～10 天可恢复到出生时体重。如果体重下降超过 10% 或至第 10 天还未恢复到出生时的体重，则为病理状态，应及时就诊。

## 新生儿的脚底扁平或者弓度小是正常的吗

可以是正常的，小儿足弓要到 4～6 岁才能发育完全，但如脚底呈现出很大的弓形，则提示可能有神经或肌肉发育问题存在。

## 新生儿足内翻或者弓形腿正常吗

为了适应狭小的子宫，胎儿在子宫中腿和脚都最大限度地弯曲着，甚至出生后还照样弯曲，直到生后两个月才慢慢舒展。只要孩子的腿和脚可以轻轻地而且没有痛感地摆弄到正常位置，就不用太担心，几个月后情况没有改善可以去找医生查一查。

## 新生儿常规筛查项目

目前我国常规筛查的是苯丙酮尿症和先天性甲状腺功能减低症两种疾病，这两种疾病可造成不可逆的智能发育障碍，故早期诊断和干预很重要。此外，部分地区也开始进行听力筛查。

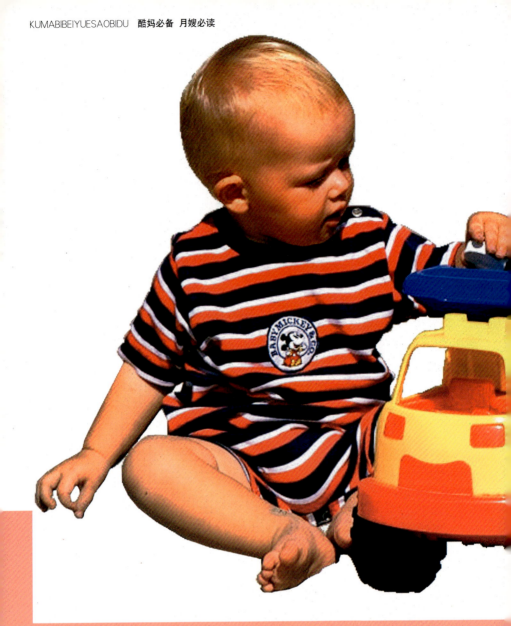

### 对新生儿进行听力筛查的意义

新生儿听力筛查是指对新生儿进行出生后在住院期间指定时间内（通常为2～5天）的听力学检测，有助于早期发现听力障碍，早期作出诊断，早期进行干预。研究表明，对有听力障碍的婴幼儿，在出生6个月内和6个月后进行干预的效果是不同的，前者明显优于后者；而且一旦在此期间内接受干预，婴幼儿的智力发育也

明显优于晚接受或未接受干预者。目前我国听力障碍的发生率为1‰～3‰，而重症监护病房的新生儿听力障碍的发生率则可达2%～4%，所以，听力筛查非常重要，目前提倡所有新生儿都应接受听力筛查。

### 新生儿听力筛查初筛结果未通过说明什么

听力筛查的准确性受到诸多因素影响，包括操作规范、筛查时间、筛查仪器及婴儿情

绪等。初次筛查后根据检查结果，将受试儿划分为通过筛查和未通过筛查两个群体，未通过筛查的新生儿为可疑听力障碍群体，必须在出生42天内再接受复筛，如仍未通过则应转至专门的听力诊断机构在3个月内完成诊断性听力学检测和评估，最终确定是否真正有听力障碍及其程度和性质，并在6个月内确诊并提出和实施干预的建议。也就是说，初筛未通过并不等于听力障碍，家长

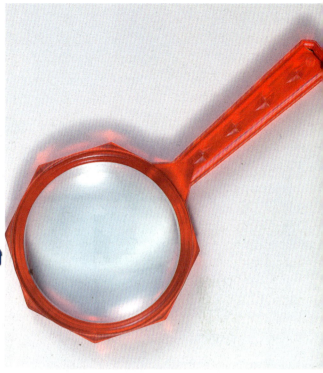

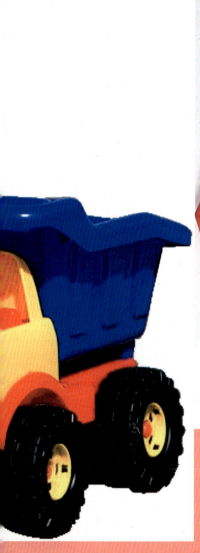

竖抱轻轻拍背5～10分钟，待打嗝后再放下，保持侧卧位，防止溢奶后误吸。但如果新生儿每次哺乳后都出现呕吐，呈喷射状，大便也不正常，或明显腹胀，应注意消化道畸形。

### 新生儿"惊跳"不是抽搐

新生儿"惊跳"是由于神经系统发育不完善引起的，大声、强光、震动以及改变体位都会出现"惊跳"，有时声响和震动都不大，但距离较近时，也会如此，这是一种正常的现象。有时新生儿在睡眠时会发出"嗯嗯"的叫声，并伴有肢体强直，这也是正常现象。满月后会明显改善，不会影响智力发育。新生儿"惊跳"时，只要妈妈用手轻轻按住宝宝身体任意部位，都可以使其安静下

不必过于担心，应当遵医嘱进行定期复筛，最终确定是否存在听力障碍。

### 新生儿总打嗝正常吗

膈肌是人体内与呼吸密切相关的一块肌肉，如果它发生痉挛，人就会打嗝。出生后的几个月，婴儿经常频繁打嗝，一种可能是他受到了强烈刺激引起打嗝，另一种可能是喂奶时吸入空气造成的，这都很正常，等到了三四个月，婴儿的

膈肌发育更成熟，可以更有效地工作，打嗝的现象也就相应减少了，婴儿打嗝可通过喂温水缓解。

### 新生儿溢乳

新生儿胃呈横位，贲门括约肌不发达，幽门括约肌发达，胃容量小，如吸吮过快，奶嘴口太大，哺乳后未及时排气，都会因为胃内气体过多而出现溢乳。所以新生儿每次喂奶后要在保护头颈部的情况下

来。但是，如果新生儿对一般触觉或听觉产生过度兴奋、易激惹、尖声啼哭，甚至出现两眼凝视、震颤，或不断眨眼，口部反复地做咀嚼、吸吮动作，呼吸不规则并伴面部、口唇青紫，面部肌肉抽动，四肢抽搐，这些则是新生儿惊厥的表现，要及时请医生诊断治疗。

## 新生儿呼吸不均匀正常吗

新生儿胸腔小，气体交换量少，中枢神经系统发育不成熟，呼吸节律有时会不规则，特别是在睡眠中会出现呼吸快慢不均，甚至屏气和周期性呼吸的现象，如果新生儿出现上述现象时间短暂，不伴有青紫，可认为是正常现象。但要注意区别呼吸暂停，呼吸暂停时呼吸停止超过20秒，伴有心率下降，心率低于100次／分，并出现青紫。呼吸暂停是病理性的，要及时就诊。

## 男婴能有乳腺肿大吗

男婴和女婴在生后4～7天都可出现乳腺增大，触之有蚕豆或核桃大小的硬结，轻轻挤压可有乳汁，是由于生后来自母体的雌激素突然中断所致，一般2～3周可自然消退。千万不要挤压，否则会引起乳腺发炎，甚至可引起败血症。女婴若乳腺发炎形成瘢痕，长大后还会影响泌乳。

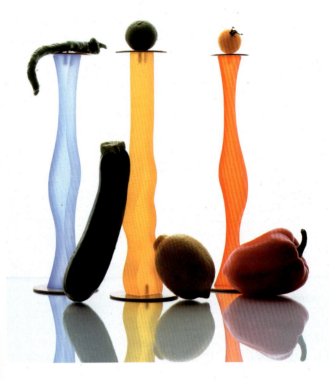

## 女婴阴道流血正常吗

部分女婴出生5～7天，阴道中会流出少许血性分泌物，或大量非脓性分泌物，可持续1～2周时间，是正常现象，也是由于生后来自母体的雌激素突然中断所致，不必担心，无须治疗，只要保持女婴外阴部的清洁就行了。但如果出血量过多，要注意新生儿出血症。

## 新生儿生理性黄疸是怎么回事

因新生儿胆红素代谢的特殊性，70％的足月正常新生儿会出现黄疸，一般生后2～3天开始出现，1周左右达到高峰，

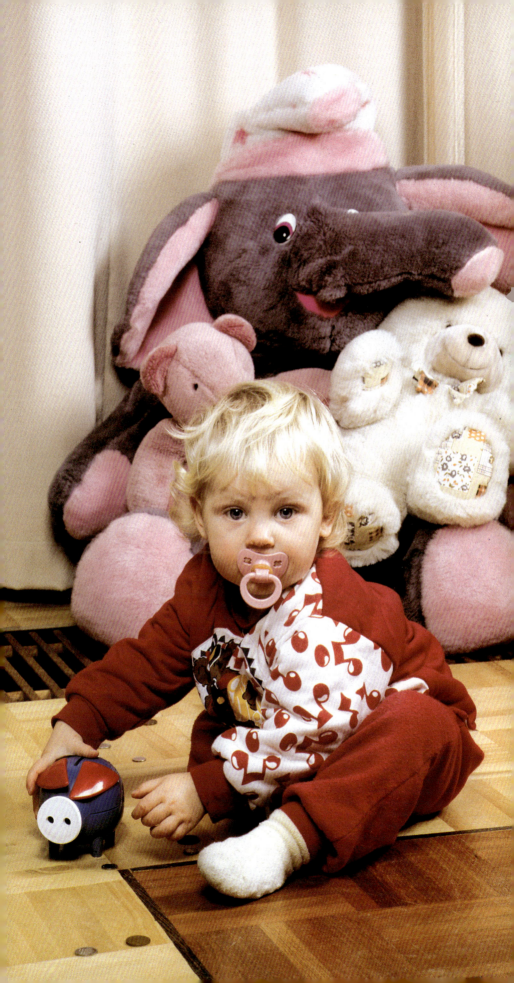

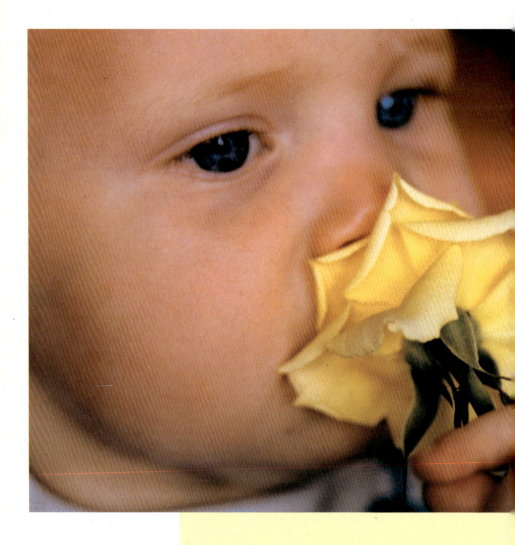

足月儿2周左右，早产儿4周左右可自行消退，生理性黄疸期间宝宝一般状态好，食、睡正常，如果你的宝宝黄疸出现的时间过早或消退延迟，则考虑病理性黄疸，应到医院就诊查明原因。

## 母乳喂养更容易出现黄疸吗

是的。就是人们常说的母乳性黄疸，近年来呈明显上升趋势，其原因不明，通常见于单纯母乳喂养儿，主要表现为黄疸消退延迟，停止母乳喂养

3天后胆红素大幅度下降，黄疸也明显消退，母乳性黄疸最常持续时间可达2～3个月。但是一旦宝宝黄疸消退延迟，妈妈不要只考虑母乳性黄疸，还有很多其他疾病也表现为黄疸消退延迟，出现黄疸消退延迟应去医院查明原因。

## 病理性黄疸有危害吗

是的，危害极大，特别是对早产儿，容易导致胆红素脑病，可留有多种严重不可逆的后遗症，如手足徐动、眼球运动障碍、耳聋、牙齿发育不良、

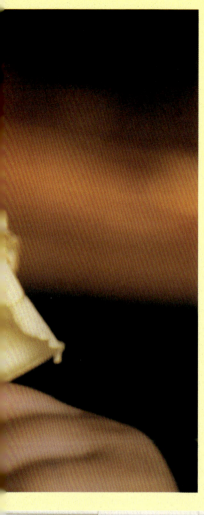

脑瘫、抽搐和智力障碍等。

### 母乳性黄疸有危害吗

一般是良性过程，也有报道可能存在听力损害。母乳性黄疸必须监测胆红素水平，如果胆红素水平太高，最好采用光疗。

### 母乳性黄疸必须停止母乳喂养吗

一般母乳性黄疸的诊断需停止哺乳3天，如胆红素下降超过50％可确诊。研究表明，胆红素下降后如果继续给予母乳喂养，胆红素还会上升，但不会达到以前的较高水平，所以母乳性黄疸确诊后可继续母乳喂养，但最好采取混合喂养方式，并注意黄疸变化情况。

### 什么是"马牙"

又叫"螳螂嘴"，通常是口腔上腭中线和齿龈部位的黄白

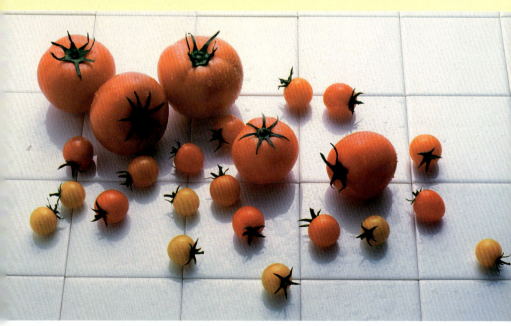

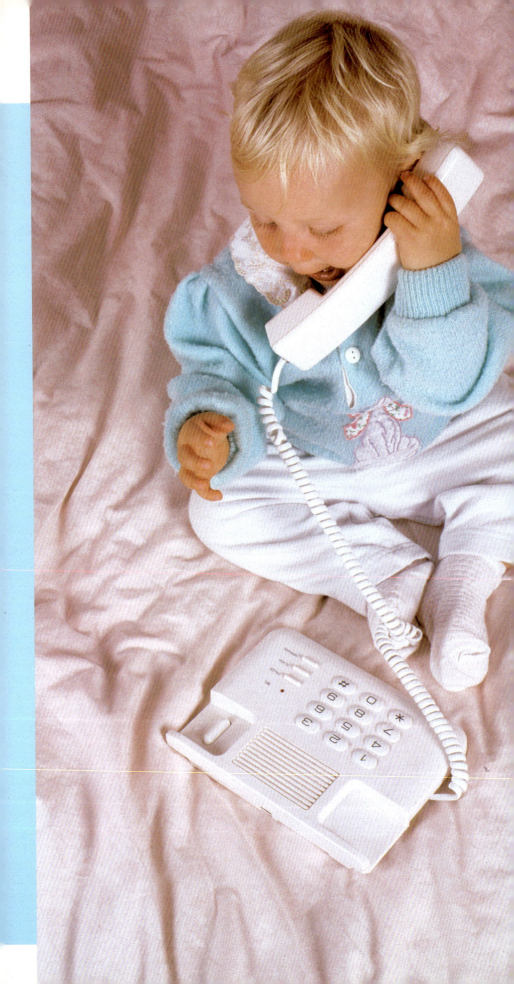

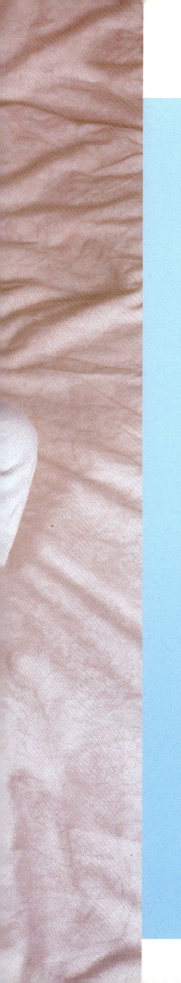

色米粒大小的小颗粒，是上皮细胞堆积或黏液腺分泌物积留所致，数周后可自行消退，属正常现象，不可挑破，以免发生感染。

### 什么是新生儿红斑

一般新生儿生后1～2天在头部、躯干及四肢可出现大小不等的多形性斑丘疹，皮肤皱褶处更明显，1～2天后会自然消失，局部保持干燥，减少摩擦即可。

### 什么是粟粒疹

指因皮脂腺堆积在鼻尖、鼻翼、颜面部形成的小米粒大小黄白色的皮疹，脱皮后会自然消失。

### 新生儿脱皮不是皮肤病

正常新生儿在生后10～15天左右会逐渐出现脱皮现象，多从手指及脚趾开始，而后遍及全身，这是正常现象。家长不要紧张，只要注意保持新生儿皮肤的清洁，不要撕扯脱皮部位的皮肤，避免感染即可。

### 宝宝一生下来就有1颗小乳牙，是正常现象吗

是新生儿齿，属乳牙萌出过早现象。过早萌出的乳牙通常没有牙根，很不牢固，极易脱落下来。如果落入气管，就很容易造成窒息，危及宝宝生命，还会经常咬伤妈妈的乳头，发生乳头感染，影响宝宝吃奶。因此，当宝宝乳牙萌出过早时，妈妈一定带宝宝及早去医院，如有需要可以拔掉。

### 新生儿头顶的黄痂是什么

大部分新生儿头顶的前囟周围有不同厚度的黄色或黑黄色的结痂，是皮脂腺分泌过多所致，既影响美观，又容易继发感染，应及时清理。一般用清水很难清理，需用婴儿油清理。将婴儿油少许倒在手上，然后在有结痂的部位顺时针揉按5～10分钟，再用婴儿洗发精清洗即可。

### 新生儿鼻塞、打喷嚏不一定是感冒

新生儿鼻腔窄小，鼻黏膜血管丰富，很容易出现鼻腔阻塞现象，有时会发出呼哧呼哧的声音，大多数情况下是因为宝宝盖的毯子、穿的衣物上脱落的棉绒及更多的空气中的灰尘阻塞了宝宝的鼻腔所致，不用担心，不是宝宝感冒了，这个时候的宝宝伤风感冒的可能性还不大，宝宝只是在努力地呼吸。你可以试着用小棉签蘸点儿婴儿油，帮宝宝把鼻腔中的污物清除，但动作一定要轻柔，小心扶住宝宝的头，不要让他晃动。婴儿对强光非常敏感，出生后的头几天里，有时一睁开眼睛就会打喷嚏，其原因是光线同时刺激了眼睛和鼻部的神经。尽管新生儿喷嚏很多，但并不说明他患有感冒。新生儿的鼻黏膜非常敏感，喷嚏有助于将鼻内的异物排出，可以防止灰尘进入呼吸道。

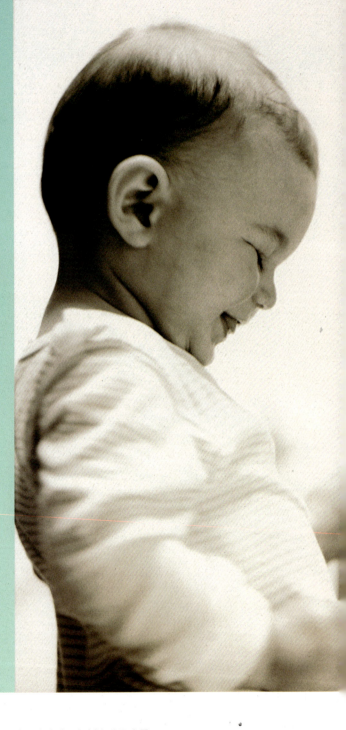

### 新生儿吐沫正常吗

吐沫有很多原因，但新生儿吐沫要警惕新生儿肺炎。新生儿肺炎时往往没有发热、咳嗽的表现，吐沫、拒食、反应差是主要表现，要及时就诊。

### 新生儿发热怎么办

首先要找出发热的原因，对症治疗。发热的处理以物理降温为主，可用头部枕冷水袋或用温水擦浴，擦浴水温为33～35℃，部位为前额、腹股沟、腋下及四肢。忌用酒精擦浴，以防体温骤降。退热药易产生副作用或引起虚脱，在新生儿期应慎用。超高热时可给新生儿洗温水浴，半小时后再测体温。

### 新生儿排尿后有时尿布发红正常吗

新生儿排尿后有时尿布被染成砖红色时不必担心，这是尿中的尿酸盐引起的，如呈鲜红色要引起注意。

### 为什么刚出生的婴儿要常规注射维生素K

为了预防新生儿出血症。孕妇体内的维生素K胎盘通透性差，很少进入胎儿体内，胎儿的维生素K就要靠自身合成，但胎儿肝脏合成功能又不成熟，故新生儿出生时血中的维生素K水平很低，加上食物中维生素K含量低，易出现新生儿出血症。如新生儿及小婴儿，特别是3个月以内婴儿出现皮肤出血、脐带残端出血、便血和抽搐，一定要及时就诊。这里要强调的是小婴儿粪便带血千万不要当做肠炎自行用药，要警惕维生素K缺乏引起的出血症。

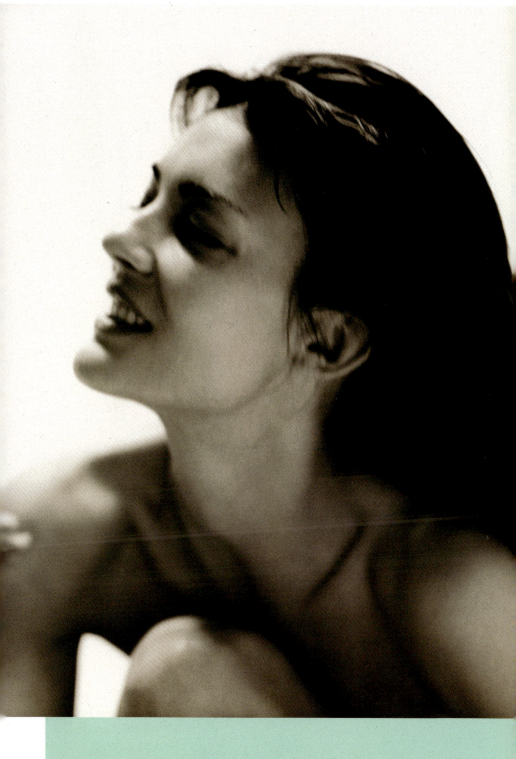

## 新生儿不用睡枕头

一般宝宝在三个月之前都不用睡枕头。因为新生儿的脊柱是直的，当平躺时，背和后脑勺在同一平面上，不会造成肌肉紧绷状态而导致落枕。加上新生儿的头大，几乎与肩同宽，侧卧也很自然，因此，新生儿无须枕头。如果宝宝的头部被垫高了，反而容易形成头颈弯曲，影响到呼吸和吞咽，甚至导致窒息死亡。三四个月后，宝宝由于抬头动作完善，出现了脊柱的第一个生理弯曲，即颈曲，颈部脊柱开始向前弯曲，睡觉时可枕1厘米高的枕头。6个月开始独坐时，出现第二个生理弯曲，即胸曲，婴儿胸部脊柱开始向后弯曲，肩也发育增宽，这时宝宝睡觉应枕约3厘米高的枕头。

## 三、28天至3个月宝宝的生长发育和早教

3个月以内的宝宝生长发育异常迅速，感知发育日趋完善，与周围环境接触逐渐增多，是生长发育的高峰期。

### (一) 28天至3个月宝宝的生长发育特点

#### 1.体格生长

**体重** 出生3个月时体重大约是出生时体重的2倍，3个月时体重男婴为6.19～7.77千克，女婴为5.72～7.12千克。

**身长** 出生3个月时身长增加11～12厘米，3个月时身长男婴为60.7～65.3厘米，女婴为59.4～63.8厘米。

**头围** 出生3个月头围约增长6厘米，3个月时头围男婴为39.7～42.3厘米，女婴为38.9～41.3厘米。

**胸围** 出生3个月胸围增加8～9厘米，3个月时胸围男婴为39.5～41.3厘米，女婴为38.4～42.0厘米。

**囟门** 后囟于6～8周闭合，颅骨缝于3～4个月闭合，前囟可略增大。

#### 2.感知发育

**视觉** 2个月时婴儿仍然看不清30厘米以外的物体，但

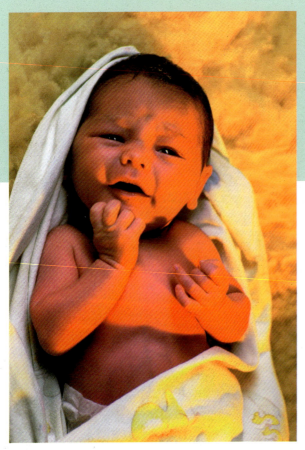

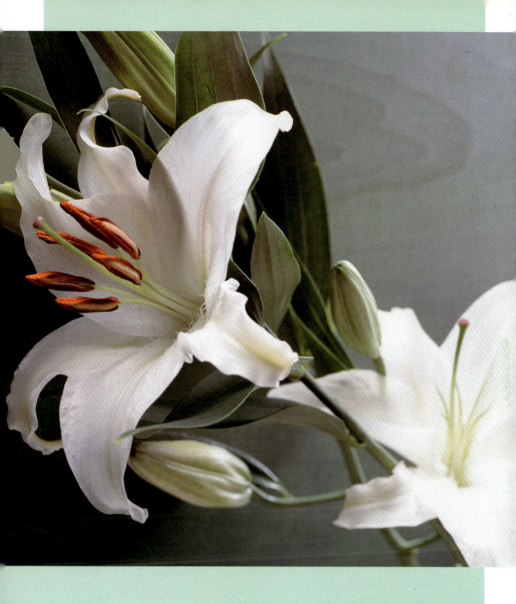

对30厘米以内的物体格外关注，能注视物体，喜欢看活动的物体和熟悉的大人的脸，色觉逐渐发展，喜欢对比度强的颜色或者引人注目的黑白颜色图案；3个月时婴儿两眼更加协调，能固定视物，注视的时间明显延长，视线还能跟随移动的物体而移动，移动范围达180°，例如，婴儿睡在小床上，母亲从身边走过时，他的眼睛可以跟着母亲的身体转动，喜欢看自己的手，并能辨别彩色与非彩色，对环形图案感兴趣。婴儿对鲜艳的色彩十分敏感，喜欢看明亮鲜艳的颜色，尤其是红色，看到喜欢的颜色会手舞足蹈。他们偏爱的颜色依次为红、黄、绿、橙、蓝等。

**听觉** 满月后的婴儿听力有了很大的提高，对成人的说话声音能作出反应。2个月时，婴儿喜欢听成人对他说话，最喜欢母亲的声音，听到熟悉的声音能表现出愉快的情绪，能安静地听轻快柔和的音乐。3个多月时，已具有一定的辨别方向的能力，听到声音后，能将头转向声源，这个反应可以用来检查婴儿听觉的能力。

**嗅觉和味觉** 不断完善，3个月时能区分愉快与不愉快的气味。

**皮肤感觉** 触觉发育更加完善，痛觉于2个月时逐渐完善。

### 3. 动作发育

**粗动作发育**　主要是头部控制能力的发展，完成抬头动作。6周婴儿被从胸部抱起时，头部瘫软、无力，会向后面耷拉下去；2个月时，婴儿俯卧时头开始能抬起来，与床成45°角，拉住孩子的双手将孩子拉起，孩子可以保持头部与身体成一条直线，扶坐时能一晃一晃地竖头几秒钟；3个月的婴儿俯卧时能抬头达90°角，可以把上肢略向前伸，抬起头部和肩部，抬头较稳。

**精细动作发育**　主要是手部动作的发育。2个月的婴儿由于握持反射的存在，手指有时会伸展，短时间握住物体，但基本上是握紧拳头，或随同手臂和脚一起乱动；3个月时，随着握持反射消失，手经常呈张开姿势，开始无意识地抓握和摸东西，是手的动作发育的标志，但这时手的抓握是一把抓，不能用手指捏取物品。3个月时，婴儿双手能在胸前握在一起玩，当摇晃的环接近时能握住。

### 4. 语言发育

2个月婴儿能笑出声，有时会重复ɑ、o、e等元音，尤其是你一直和他用清楚的简单词汇和语句交谈时；3个月时语言进一步发展，能咿呀发音，逗他时会非常高兴并发出欢快的笑声或报以微笑，有时用好听的"咯咯"声来表示应答。

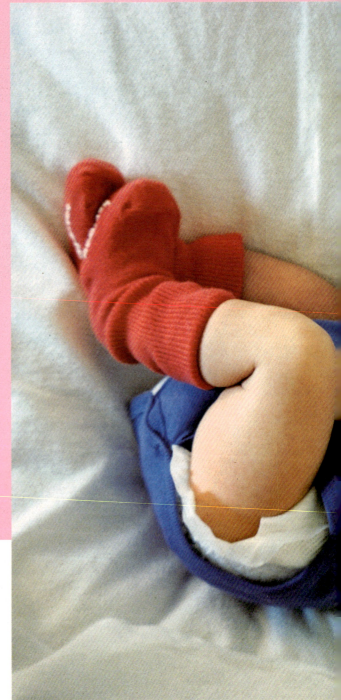

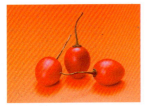

### 5.心理发展和社会行为能力

2~3个月时，婴儿以笑、停止啼哭等行为，以眼神和发音表示认识父母；3个月的婴儿开始出现社会反应性的大笑，只要醒着，一看到熟悉的面孔或新奇的画片与玩具就会高兴地笑起来，嘴里呵呵地叫，又抡胳膊又蹬腿，可谓手舞足蹈。另外，当他吃饱睡足，精神状态良好时，尽管无外界刺激，也会自动发出微笑。而且这一阶段的宝宝对不同表情也有识别能力，有时也能模仿成人表情。

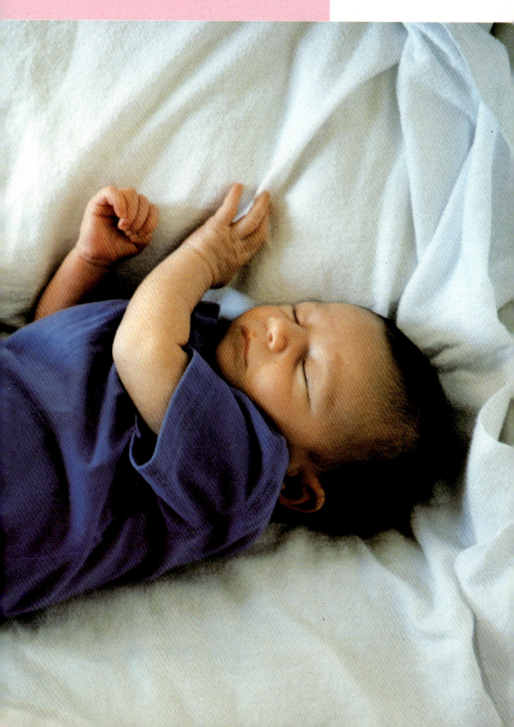

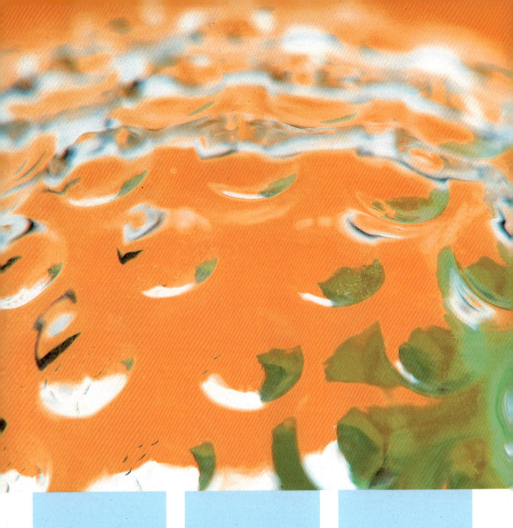

### (二) 28 天至 3 个月宝宝的早教要点

#### 1.视觉

家长可以在宝宝房间或家中放置颜色鲜艳的饰物，或自制不同颜色的大卡片，并有意识地移动它们来刺激宝宝的视觉。婴儿仰卧位，在小儿胸部上方 20～30cm 用玩具，最好是红颜色或黑白对比鲜明的玩具吸引小儿注意，或在婴儿床上挂上不同的吊铃、气球和玩偶，颜色以纯正的红、黄、绿、橙、蓝为主，并训练小儿视线随物体作上下、左右、圆圈、远近、斜线等方向运动，增强眼球运动的活性和协调性来刺激视觉发育，但不要使婴儿注视时间过长，以免发生内斜视。

#### 2.听觉

家长可在小儿周围不同方向，用说话声或玩具声训练小儿转头寻找声源。母亲的声音是婴儿最喜爱听的声音之一。母亲用愉快、亲切、温柔的语调面对面地和婴儿说话，可吸引小儿注意成人说话的声音、表情、口形等，诱发婴儿良好、积极的情绪和发音的欲望。可选择不同旋律、速度、响度、曲调或不同乐器奏出的音乐或发声玩具，也可利用家中不同物体的敲击声如钟表声、敲碗声等，或改变对婴儿说话的声调来训练小儿分辨各种声音，但要注意音量，音量过大会损害听力。

#### 3.触觉

触觉刺激对小婴儿非常重要，婴儿要多和妈妈在一起，妈妈要多抚摸宝宝的身体，这会让宝宝感到舒适和愉悦。也可利用手或各种形状、质地的物体进行触觉练习。光滑的丝绸围巾、粗糙的麻布、柔软的羽毛、棉花、粗细不同的毛巾或海绵、几何形状不同的玩具均可让小儿产生不同的触觉，有助于发展小儿的触觉识别能力。

#### 4.味觉、嗅觉和温度觉

利用日常生活发展婴儿各种感觉。如吃饭时，用筷子蘸菜汁给婴儿尝尝；吃水果时让婴

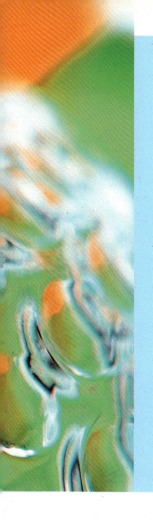

儿闻闻水果香味、尝尝水果味道，洗澡时，让小儿闻闻浴液的香味；用奶瓶喂奶时，让宝宝用手感受一下奶瓶的温度等，都有助于婴儿感知觉的发展。

### 5.动作

粗动作发育：帮助宝宝抬头

**俯卧抬头**　使小儿俯卧，两臂屈肘于胸前，成人在小儿头侧引逗小儿抬头，开始训练每次30秒钟，以后可根据小儿训练情况逐渐延长。

**被动竖头练习**　可让婴儿胸部贴在成人的胸前和肩部，使婴儿的头位于成人肩部以上，用另一只手托住婴儿的头、颈、背，以防止小儿头后仰。小婴儿头颈部肌肉支撑能

力差，竖头练习时一定要注意保护头颈部。

**主动竖头练习**　3个月左右婴儿头抬得较稳时，可把手放在婴儿腋下将婴儿举起，这时婴儿往往习惯性地用脚蹬你的肩部或胸部，能锻炼头部和下肢力量。

**头部侧转练习**　用小儿感兴趣的发声玩具在小儿头部左右侧逗引小儿，使小儿头部侧转注意玩具。每次训练2～3分钟，每日数次。这可促进颈肌的灵活性和协调性，为翻身作准备。

**侧翻练习**　小儿满月后，可开始训练侧翻动作。先用一个发声玩具吸引小儿转头注视，然后，成人一手握住小儿一只手，另一只手将小儿同侧腿搭在另一条腿上，辅助小儿

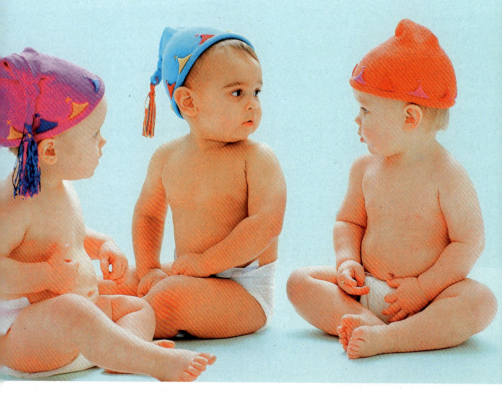

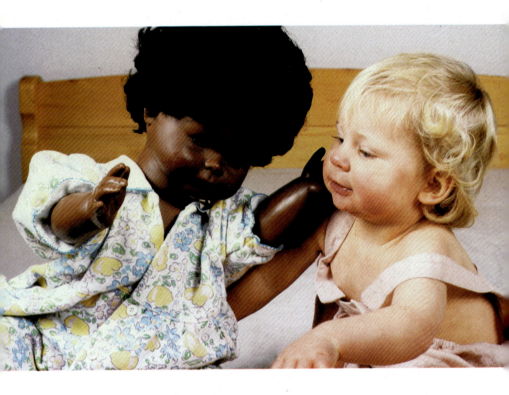

向对侧侧翻，左右轮流练习，以帮助小儿感觉体位的变化，学习侧翻动作。每日2次，每次侧翻2～3次。

### 精细动作发育：促进手部动作发育

**手部感知练习** 妈妈要经常握宝宝的手，抚触宝宝的手指，可让宝宝触摸不同质地的有声并色彩鲜艳的饰品或玩具，来吸引小儿对手部的感知，帮助他感知手的存在、体验手的动作。还可让小儿仰卧，将一块布或手绢盖在他的脸上，也可只盖住小儿一只眼睛，开始时可抓住小儿的上臂引导他，帮他试着用手移开布，逐渐减少帮助，使他自己将布从脸上移开。

**抓握练习** 握住小儿的手，帮助其触碰、抓握面前悬吊的玩具，吸引他抓握，促进手眼协调。

### 6.语言

3个月以内的宝宝随着视听觉和动作的发育，活动范围增大，接触人增多，熟悉不同的脸，可以接受不同的声音刺激，觉醒时间也明显延长，逗引可高声大笑，有了一定的社会交往能力，喜欢被关注。宝宝清醒时，家人要多和宝宝说话，让宝宝多接触周围环境，并反复讲述周围事物的名称和用途，让宝宝接受不同的语言刺激，在宝宝对你的动作和语言作出反应时要及时给予肯定和鼓励，但妈妈要注意的是从语言训练的开始就要正规，尽量少用儿化的复音，如吃饭饭、睡觉觉等，不利于宝宝掌握和领会语言。

研究表明，爱笑的宝宝长大后多性格开朗，情绪乐观稳定，人际交往能力强，乐于探索，好奇心强，能学到更多的知识，有利于智力的发展。而且爱笑的宝宝往往吃得好、睡眠好，身体健康。笑不仅是开启宝宝智力之门的一把"金钥匙"，也是一种极佳的体育锻炼方式，对促进全身各个系统、各个器官的均衡发展大有裨益，因此父母要多向宝宝微笑，或给以新奇的玩具、画片等激发宝宝天真快乐的反应，让其早笑、多笑，这样的婴儿长大后智商会更高。但不是任何时候都可以逗宝宝发笑的，如进食时逗笑容易导致食物误入气管引发呛咳甚至窒息，睡前逗笑可能使宝宝过度兴奋而睡眠不实，所以逗宝宝发笑也要把握好时机、强度与方法。

## （三）妈妈记事本

1. 产后42天带宝宝去做第一次体检。

2. 以后每月进行体检一次。

3. 2个月和3个月的婴儿各需口服脊髓灰质炎糖丸一次，3个月时注射百白破第一针。

4. 3个月以内是婴儿生长发育的高峰期，其体格发育的各个指标增长迅速，生后1年内前3个月的增加值相当于后9个月的增加值，因此要注意此阶段的营养和喂养。

5. 2～3个月宝宝正常睡眠时间为16～18小时。

## （四）28天至3个月宝宝的常见问题

### 夜间睡眠不实要警惕早期维生素D缺乏性佝偻病

小婴儿户外活动少，特别是冬季出生的宝宝容易出现维生素D缺乏性佝偻病。佝偻病早期以多汗、睡眠不实、夜间易惊醒、醒后不明原因啼哭为主要表现，如有上述表现应去医院就诊，在医生指导下进行日光浴和补充维生素D，千万不要盲目补钙。

### 生理性贫血不用治疗

宝宝2～3个月时血红蛋白会出现一过性下降，在100克／升左右，属于生理性贫血，是正常现象，不需要特殊治疗。

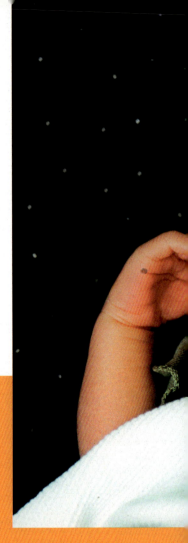

## 小婴儿眼睛总是有分泌物，流眼泪，是怎么回事

常见的是炎症，新生儿应注意经产道的获得性感染，另外应注意先天性泪囊阻塞，所以应及时就诊，不要乱用滴眼液。

## 婴儿斜视是正常现象吗

如果斜视只是偶尔出现，那么不用紧张，但假如到了3个月后宝贝还是斜视，或者从出生后眼睛就一直斜视，那么就要找眼科医生检查了，看是否有眼部问题存在。

## 婴儿对眼怎么办

小儿对眼，即内斜视，多数是由于鼻梁骨低平，神经系统尚未发育完善，对眼球肌肉的调节能力较差造成的，即生理性内斜视，一般1～2岁即可自然恢复。若孩子随着年龄增长斜视没有好转的话，要在2岁以后去医院眼科进行矫正。另外平时应注意不要让孩子视物过近，可以有意识地锻炼孩子眼球活动的能力。

## 儿童视觉发育的敏感期和关键期是什么时间

关键期是3岁以内，敏感期是8岁半。

## 早期发现视觉异常

视觉异常的重要信号是视力，早期发现视觉异常对宝宝眼睛健康非常关键。对于不足1个月的宝宝，我们可以拿手电的亮光在孩子眼前晃，看看这个孩子的眼睛能否跟着光走，但是这个光不要直接照在孩子的眼睛上，如果孩子能够追光，我们就能判断孩子在这个年龄段基本是正常的。2～3个月的孩子眼睛能够追着人走；4～5个月的孩子可以看见自己的手；6～8个月的孩子可以追着色彩鲜艳的大玩具走；到1岁的时候能玩比较小的玩具；3岁以上的宝宝可用"儿童图形视力表"检查视力。如果在不同的时间段宝宝的视觉发育达不到标准，就可能有视觉异常，应就诊。

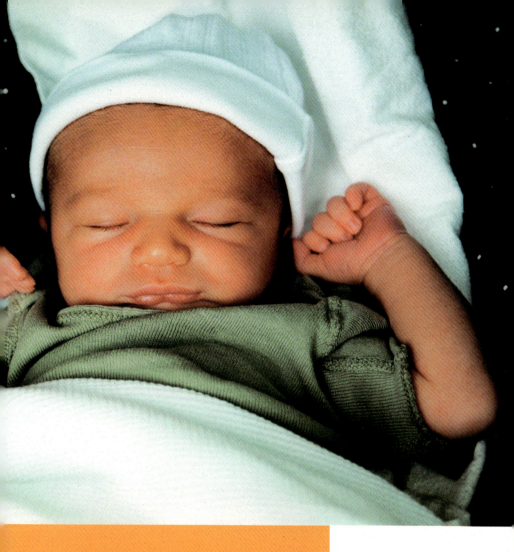

### 3个月以内宝宝哪些现象提示听力异常

听觉发育对儿童来说非常重要，直接影响语言和智力发育。及时发现和矫治听力异常对宝宝一生具有重要意义。家长要留心听力异常，3个月以内的宝宝听觉发育已很好，对声音有反应，早期是听到声音后出现惊跳、眨眼，逐渐出现头或身体转向声源等动作，有时甚至会对声音作出微笑或大笑的反应。如果婴儿对声音反应不佳或无反应，应引起家长重视。

### 玩具声音大小能影响听觉发育

研究结果显示，超过70分贝的噪音会对婴儿的听觉系统造成损害；80分贝的声音会使儿童感到吵闹难受，如果噪音经常达到80分贝，儿童会产生头痛、头昏、耳鸣、情绪紧张、记忆力减退等症状。如果长期受到噪音刺激，儿童容易表现出激动、缺乏耐受性和睡眠不足。父母平时要少让孩子玩音量高的玩具，玩具音量应控制在70分贝以下，通常幼儿玩的冲锋枪、大炮、坦克车等玩具，在10厘米之内噪音会达到80分贝以上，因此不宜近距离玩。还有一些能播放音乐和歌曲的玩具，音量很大或播放时间过长，也会伤害儿童的耳朵。所以家长在选购玩具时一定要考虑声音这个容易被忽略的因素。

### 听力障碍严重影响语言发育

听觉发育和语言发育直接相关，听力障碍如果不能在语言发育的关键期内或之前得到确诊和干预，则可因聋致哑，对2岁以上语言发育迟缓的小儿应警惕听力障碍，需及时去医院确诊。

## 四、4~6个月宝宝的生长发育和早教

4~6个月处于宝宝动作发育的关键时期，宝宝从卧位过渡到坐位，视野更加开阔，并逐渐有了游戏意识，而且这一阶段大脑发育也异常迅速，所以早期教育尤为重要。

### （一）4~6个月宝宝的生长发育特点

#### 1.体格生长

| | 体重（千克） | |
|---|---|---|
| 月份 | 男婴 | 女婴 |
| 4个月 | 6.75~8.37 | 6.36~7.76 |
| 5个月 | 7.14~8.90 | 6.76~8.30 |
| 6个月 | 7.68~9.56 | 7.10~8.90 |

| | 身长（厘米） | |
|---|---|---|
| 月份 | 男婴 | 女婴 |
| 4个月 | 62.9~67.3 | 61.6~66.0 |
| 5个月 | 64.7~69.3 | 63.2~67.8 |
| 6个月 | 66.8~71.6 | 65.2~70.0 |

| | 头围（厘米） | |
|---|---|---|
| 月份 | 男婴 | 女婴 |
| 4个月 | 40.9~43.3 | 40.0~42.4 |
| 5个月 | 41.8~44.2 | 40.9~43.3 |
| 6个月 | 42.8~45.4 | 41.7~44.3 |

| | 胸围（厘米） | |
|---|---|---|
| 月份 | 男婴 | 女婴 |
| 4个月 | 40.5~44.1 | 39.5~43.1 |
| 5个月 | 41.1~44.9 | 40.3~43.9 |
| 6个月 | 42.1~45.9 | 41.0~44.8 |

**囟门**　前囟6个月前随月龄逐渐增大，6个月后逐渐变小。

**牙齿**　4~6个月开始萌出第一颗乳牙，即下正切牙。

#### 2.感知发育

**视觉**　4个月时婴儿头眼协调能力更好，能追视物体，如小球从手中滑落掉在地上，他会用眼睛去寻找，能看用绳牵着的玩具。5个月时婴儿能辨别红色、蓝色和黄色之间的差异，能感觉到颜色的深浅、物体的大小和形状，视力范围可以达到几米远，能注视远距离的物体，如飞机、月亮、街上的行人和车辆，能主动关注周围环境中的事物，当看见母亲时，眼睛会紧跟着母亲的身影移动。6个月的宝宝目光能随着水平和垂直方向移动的物体在90°的范围内转动，眼球能上下左右移动注意一些小东西，并能改变体位以协调视

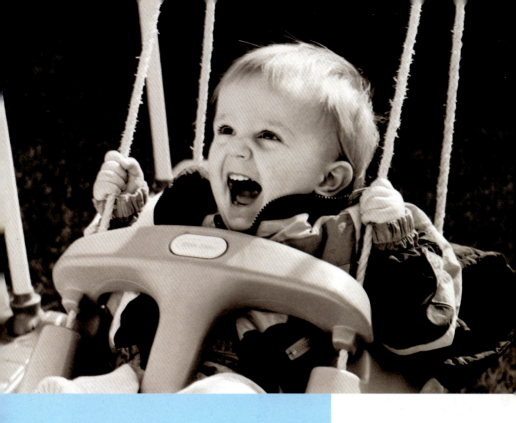

觉，有较精细和复杂的辨别能力，并开始形成视觉条件反射，如看见奶瓶会伸手去要，会玩自己的手，能注意镜子中的自己。6个月的婴儿逐渐建立了视觉和听觉之间的联系，能很快发现一些物品在摇动时会发出有趣的声音。

**听觉** 4个月宝宝能明确地对周围人的声音做出反应，听到声音时会将头转向声源，能集中注意倾听音乐，并对音乐声表示出愉快的情绪，而对强烈的声音表示不快，能区分出爸爸妈妈的声音，听见妈妈说话的声音就高兴，并且能发出一些声音，听见有人叫自己的名字已有答应的表示，能欣赏玩具中发出的声音。5个月能分辨熟人的声音并能做出相应的反应。6个月的宝宝听力更加灵敏，能分辨不同的声音，并学着发声，能听懂自己的名字。

**味觉和嗅觉** 4～6个月时能比较稳定地区别酸、甜、苦等不同的味道，对食物的任何改变都会非常敏锐地做出反应，是味觉发育的黄金时期，应及时添加辅食，使宝宝适应不同的味道。

**触觉** 发育更加完善，能感知物品质地的不同，喜欢抓近处玩具。

## 3. 运动发育

**粗动作发育** 4个月的婴儿俯卧时能用上肢同时撑起胸部和头部使胸部离开桌面，面部与桌面成90°，双腿能同时抬起，扶坐时颈与躯干维持在同一水平面上，抬头很稳，并开始有翻身动作。5个月的婴儿可以用伸出的双手支起头部、肩部，并能抬起后脚跟，可以从仰卧位转到侧卧位，翻身时最初能将头翻过来，而后才是身体；坐着的时候能直腰，头稳，但需要支撑；能自主地屈曲或伸直腿，喜欢在大人膝盖上跳跃。6个月的婴儿俯卧时，能用肘支撑着将胸抬起，但腹部还是靠着床面。

**精细动作发育** 4个月的孩子手眼进一步协调，看到物体能缓慢地主动抓取，但判断不准确；手能抓握物体，能碰击桌上或悬挂的物体；能玩弄双手，可交替着看自己的手或手中的物体，能摇动并注视拨浪鼓。5个月时能用两手抓近处的玩具，最愿意吃自己的脚，能主动取物但不准确；6个月时能够用拇指和食指拿住东西，可以转动手腕，会用双手抓住纸的两边把纸撕开，能握两块积木，开始喜欢捏软的或能发出声音的玩具，喜欢敲打、摇动色彩鲜艳的或能发出声的玩具或物体，会用手拉去盖在脸上的布，能自喂饼干。

### 4.语言发育

4个月宝宝高兴时会大声笑，笑声清脆悦耳。当有人与他讲话时，他会发出咯咯咕咕的声音，好像在跟你对话。对自己的声音感兴趣，可发出一些单音节如："ma—ma—ma"、"da—da—da"、"ba—ba—ba"，而且不停地重复，也能发出高声调的喊叫或发出好听的声音，咿呀作语的声调变ույ。5个月时开始注意音节、词汇或句子，开始咿呀学语，尽管听起来像胡言乱语，但也有声调的高低。6个月时如果在宝宝背后呼喊他的名字时，宝宝会转头寻找呼喊的人，不愉快时会发出喊叫，但不是哭声，当孩子哭的时候，会发出"妈"全音。能听懂"再见、爸爸、妈妈"等，能用声音表示拒绝，高兴时发出尖叫。

### 5.心理发展和社会行为能力

4个月的婴儿见到熟人，能自发地微笑，主动地与他人交往。被抱坐在镜子面前时能注视镜中的自己并微笑。5个月时对人有了辨别能力，能区别陌生人和熟人，开始出现怕生的表现，惧怕生人抱或与生人眼神接触，开始注意镜子中自己的脸或手，而且轻轻拍镜子中自己的影子；当孩子看到奶瓶、饼干、水等食物时，会兴奋，两眼盯着看，表现出高兴或要吃的样子。6个月的婴儿能主动与人交往，孩子接触人时，会伸臂要求抱或以发音方式与人交往。能和大人一起玩游戏，对捉迷藏的游戏异常感兴趣，常常会高兴地发出笑声，并乐于重复此游戏。妈妈可以自己设计游戏让宝宝参与，游戏要由简单到复杂，让宝宝在游戏中学习和总结规律。6个月的婴儿已有比较复杂的情绪了，高兴时会大声笑，不高兴时会发脾气，父母离开时会害怕和恐惧，当妈妈给孩子洗脸或擦鼻涕时，如果宝宝不愿意，他会将母亲的手推开，大声哭闹表示拒绝。

## (二) 4～6个月宝宝的早教要点

### 1.视觉

**定位声源**　用玩具声、悦耳的铃声或音乐声吸引小儿转头寻找声源，每日训练2～3次，每次3～5分钟，以拓宽小儿视觉广度。

**颜色感知**　让孩子多看各种颜色纯正的图画、玩具及物品，并告诉孩子物体的名称和颜色，可加快婴儿对颜色的认知过程。

**训练眼睛的调节能力**　可选择一些大小不等的玩具或物

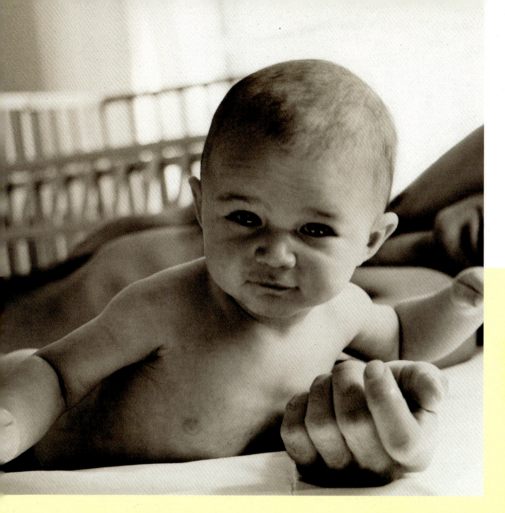

体，从大到小，让小儿用手抓握注视，然后放在桌上吸引小儿注视。还可训练小儿注视远近距离不等的物体，以促进协调视觉发展。

## 2.听觉

**定位声源** 吸引孩子寻找前后左右不同方位、不同距离的发声源，以刺激小儿方位能力的发展。

**区分语调训练** 根据不同情景，用不同语调、表情，使孩子逐渐能够感受到不同的语调，逐渐提高对语言的区别能力。

**声音强度刺激** 让孩子从周围环境中直接接触各种声音，可提高对不同频率、强度、音色声音的识别能力。

## 3.味觉和嗅觉

及时添加辅助食品，改变烹调方法，使婴儿适应不同味道，加快嗅觉和味觉的完善。

## 4.动作

**粗动作发育 帮助完成抬头、翻身、独坐的动作。**

**俯卧抬头练习** 使小儿俯卧，两臂屈肘于胸前，鼓励、诱导孩子将头、前胸抬高，直至能用一只手支撑身体抬起头、胸。左右手轮流支撑训练，每日数次，每次数分钟。妈妈也可以让宝宝呈趴着的姿势和他玩，让他练习抬头的动作，也可用玩具吸引宝宝。

**翻身练习** 即训练小儿从仰卧位翻身至俯卧位。婴儿仰卧位，成人左手将婴儿右手向

头部方向轻轻拉直，右手轻握婴儿右膝，让婴儿左腿弯曲，并利用右手腕力量使婴儿右腿贴于床面上，然后轻轻提起婴儿左腿，顺势让他右滚，翻成俯卧位。用同样步骤辅助小儿从左侧翻滚至俯卧位。每日训练2～3次，左右翻身各1～2次。逐渐训练孩子不需要帮助成功翻身，训练时可用玩具吸引。

**练习坐** （1）拉坐练习：适于4个月左右的婴儿。婴儿仰卧位，成人双手的大拇指插入婴儿手中，让他握着，其他手指则轻轻抓着婴儿的手腕，使小儿双手伸直前举，两手距离同肩宽，然后轻轻向前拉起婴儿双手，使婴儿头、肩膀离开床面抬起。此时婴儿会试图屈肘用力坐起来，保持此姿势5秒，再轻轻让小儿躺下，再重

复2~3次。应注意：拉坐练习是让小儿借助家长的帮助自己用力坐起。如果小儿被成人拉坐起来时，手无力屈肘，头部低垂，表示还不宜做这个动作，必须先进行俯卧练习，以强化颈背肌肉及上肢肌肉力量。（2）靠坐练习：适于5个月左右小儿。将小儿放在有扶手的沙发上或有靠背的小椅子上或在小儿身后放些枕头、棉被练习靠坐，以后逐渐减少辅助小儿靠垫的物品，每日1~2

次，每次3~4分钟。

**蹬腿练习**　适于4个月小儿。成人采取坐位，双手从小儿腋下扶抱小儿，使小儿的腿支撑身体保持直立的姿势，成人扶抱小儿做蹬腿动作。开始成人可将小儿抱起，再落下让小儿脚踏在成人腿上时，又再将小儿抱举起，再落下，来训练小儿蹬跳。蹬腿练习可促进双下肢骨骼和肌肉的充分发育。需注意的是，举落的动作应轻柔缓慢，力度不宜过大，

时间也不应太长，一般每日2次，每次2~3分钟。

**婴儿被动操或玩脚踏车练习**　清醒状态时，让婴儿仰卧，以适当力度弯曲、伸直婴儿的胳膊和腿，或双手握住婴儿的双踝部，不断屈曲膝关节，好像骑自行车一样，但上述练习要掌握力度，一边做操一边与婴儿对话，婴儿十分喜欢这种练习。

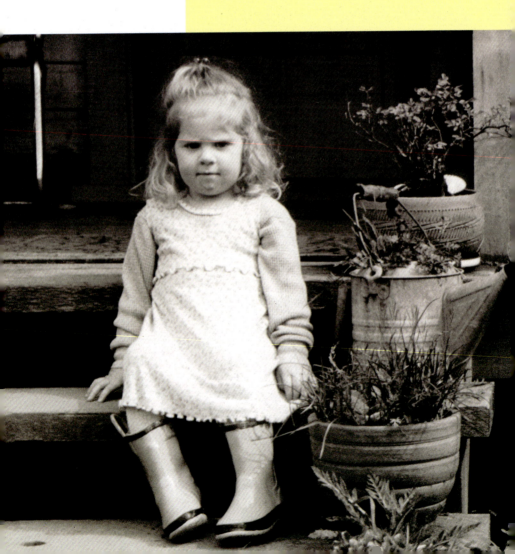

#### 精细动作发育

**抓握练习**　选择大小不一、质地不同、轻重不一、颜色不同的玩具，来训练小儿接近、触摸和摆弄物体，促进手的灵活性和协调性。

**准确抓握练习**　可以给宝宝一些好抓的小物品，特别是摇起来会有声音的玩具，摇动时的声音可以引起宝宝的兴趣，把这些物品放在宝宝触手可及的地方，让宝宝主动去抓。一开始宝宝抓不到物品，可将玩具放在他手中，使宝宝抓握，逐渐训练主动抓握，宝宝抓握成功要给予鼓励，宝宝会信心大增，通过主动取物能拓展小儿的视觉活动范围，发展手眼协调能力和定位能力。

**手指运动**　锻炼抓握、摆弄和敲摇的能力。方法：把一些易于孩子抓握和带响的玩具如拨浪鼓等摆放在宝宝的面前，首先让他观察到，再鼓励他的手去抓握这些玩具，并在手中摆弄。从中练习他拿着玩具又敲、又摇的能力，有的孩子还会接着出现推、捡的动作，以此训练小儿拇指和其他四指间的协调动作。

#### 5.语言

利用一切和宝宝接触的机会，多和宝宝说话，让宝宝习惯语言。和宝宝说话时，可以用夸张的声调和表情，如此能吸引宝宝的注意。宝宝会开始喜欢听有节奏的音乐和童谣，可以多放这类的音乐。

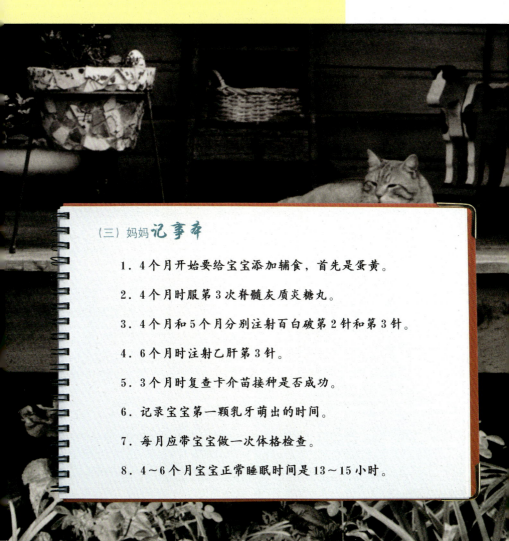

### （三）妈妈记事本

1. 4个月开始要给宝宝添加辅食，首先是蛋黄。

2. 4个月时服第3次脊髓灰质炎糖丸。

3. 4个月和5个月分别注射百白破第2针和第3针。

4. 6个月时注射乙肝第3针。

5. 3个月时复查卡介苗接种是否成功。

6. 记录宝宝第一颗乳牙萌出的时间。

7. 每月应带宝宝做一次体格检查。

8. 4~6个月宝宝正常睡眠时间是13~15小时。

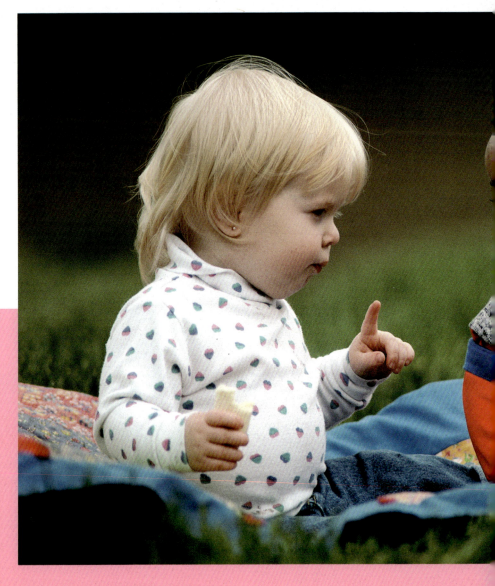

### （四）4～6个月宝宝的常见问题

宝宝出生前3个月身高和体重都增长得很快，4～6个月时体重和身高变化就不明显了，正常吗？

　　人的生长发育是连续的、有阶段的过程，虽然生长发育在整个儿童时期不断进行，但不同年龄阶段的生长速度不同。就身高和体重来说，在生后第一年，尤其是前3个月增长很快，前3个月的增加值相当于后9个月的增加值，所以如果你的孩子喂养得当，生活规律，无其他异常现象，就不必担心是营养素缺乏。

### 什么是婴儿震荡综合征

　　多见于6个月左右的婴儿，由于将婴儿放入摇篮或抱起剧烈摇晃所致，可导致脑血肿和脑出血，甚至终身残疾。有的父母和保育人员常将摇晃婴儿作为安抚哭泣的手段，但要注意一定要轻轻摇晃。目前在西方国家，致婴儿震荡综合征者将获罪入狱。

### 什么是疫苗反应

　　是因疫苗注射引起的发热、时有哭闹等反应。发热是主要反应，但疫苗引起的发热一般在注射后24小时内出现，

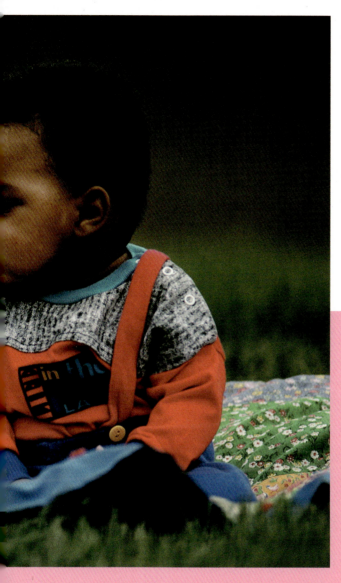

对前囟早闭的婴儿，应该测量头围，如果头围发育正常，不会影响智力的发展，家长则不必担忧。如果头围过小且囟门早闭，可能是小头畸形或脑发育不全等。

## 前囟膨出有问题吗

是的，可能存在中枢神经系统疾病，要尽快就医。

## 孩子前囟怎么总是一跳一跳的

正常在光线充足时，可以观察到囟门随心跳的搏动，但如果搏动过强，则可能是中枢神经系统感染。

## 触摸前囟不能损伤大脑

父母们常常害怕伤着婴儿的囟门，连碰都不敢碰，其实这种担心是完全多余的。婴儿的囟门上覆盖着一层坚韧的膜，囟门受伤的可能性是微乎其微的，正常触摸绝不会损伤大脑。

## 宝宝经常流口水，正常吗

流口水即流涎。3～4个月的婴儿唾液分泌较多，加之口腔浅，闭唇与吞咽动作不协调，因而常出现流涎现象。6～7个月时又会因为出牙出现流涎现象。因此，6个月前后的婴儿如没有其他不舒服，流涎大多是生理现象。等到孩子吞咽功能发育完善，这种生理性的流涎现象就会自然而然地消失。但是，宝宝患了口腔炎、舌头溃疡等疾病，由于唾液的分泌急剧增加，口腔及咽部疼痛而造成吞咽困难，也可出现流涎，应去医院就诊。

以低热为主，一般不超过38.5℃，发热时间不超过48小时，如果体温过高或发热持续时间较长，或者出现抽搐和其他不适症状，应去医院就诊。单纯疫苗引起的反应只需多喝温水，物理降温即可，不需药物治疗。提醒家长，孩子生病时不能打疫苗，如正在疾病治疗中需停用治疗药物1周以上方可注射疫苗。

## 什么是生理性腹泻

多见于6个月以内的婴儿，外观虚胖，常有湿疹，生后不久就出现腹泻，除大便次数增多外，无其他症状，食欲好，不影响生长发育，是乳糖不耐受的一种特殊类型，添加辅食后大便逐渐转为正常，不需要特殊治疗。

## 五、7～12个月宝宝的生长发育和早教

7～12个月的宝宝感知发育更加完善，社会交往能力逐渐增强，有很强的好奇心，妈妈要抓住这段时间给宝宝提供更多的机会和更大的活动空间，拓宽宝宝的视野，促进宝宝的智力开发。这一阶段宝宝有了自我意识，妈妈要帮助宝宝养成良好的生活习惯，规范宝宝的行为。

### （一）7～12个月宝宝的生长发育特点

#### 1.体格生长

| 体重（千克） | | |
| --- | --- | --- |
| 月份 | 男婴 | 女婴 |
| 8个月 | 8.19～10.19 | 7.68～9.62 |
| 10个月 | 8.61～10.69 | 8.10～10.08 |
| 12个月 | 9.12～11.20 | 8.47～10.57 |

| 身长（厘米） | | |
| --- | --- | --- |
| 月份 | 男婴 | 女婴 |
| 8个月 | 69.5～74.5 | 68.1～73.1 |
| 10个月 | 72.0～77.2 | 70.7～75.9 |
| 12个月 | 74.6～80.0 | 73.1～78.7 |

| 头围（厘米） | | |
| --- | --- | --- |
| 月份 | 男婴 | 女婴 |
| 8个月 | 43.8～46.4 | 42.8～45.4 |
| 10个月 | 44.4～47.2 | 43.6～46.0 |
| 12个月 | 45.2～47.8 | 44.2～46.6 |

| 胸围（厘米） | | |
| --- | --- | --- |
| 月份 | 男婴 | 女婴 |
| 8个月 | 42.8～46.8 | 42.0～45.8 |
| 10个月 | 43.5～47.5 | 42.6～46.4 |
| 12个月 | 44.4～48.2 | 43.3～47.1 |

**囟门**　前囟逐渐变小。

**牙齿**　乳牙顺序萌出，一般12个月时出8个牙。

#### 2.感知发育

**视觉**　8个月时宝宝的视觉已经成熟，视力的清晰度和深度几乎和成人接近。虽然注意力主要集中在近距离的物体上，但宝宝的视觉足够看清房间里每个角落处的人和物。

**听觉**　7个月的宝宝能追踪声音，当听到录音机或电视机的声音，能够立即转头寻找声源。对妈妈对宝宝说话或唱歌时，宝宝会安静地注视，偶尔还会发出声音来"应答"。对隔壁房间发出的声音、室外动物的叫声或其他的大声响也能主动寻找。9个月时会发出咯咯的笑声，会模仿动物叫。对外界声音（如汽车发动声、行

驶声、风雨声）表示关心（注意或转向声源）。开始理解"不行"、"放下"等否定性命令。对"来"、"抱抱"、"再见"等熟悉的语句也能做出相应的反应。还能对细小的声音（如手表声）做出反应。11个月能模仿成人的发音，如"妈妈"、"宝宝"等。能随着音乐节拍舞动身体。能听懂熟悉的话语，如"把××给我"、"××在哪"，并能做出相应的反应。

**触觉**　触觉敏锐度很强，喜欢伸手拿玩具，触摸不同形状、不同质感的东西，并慢慢记住它们之间的不同。

**味觉和嗅觉**　7～8个月时能对芳香气味做出反应。

### 3. 动作发育、语言发育和社会行为能力

**7个月婴儿**

**粗动作**　可以自己坐立，但不很稳定。有时需要双臂放在前面帮助支撑身体，经常会向侧面和向后跌倒，能自如翻身。

**精细动作**　拇指与食指对应比较好，双手均可抓住物品，能摆弄小丸，能完成积木换手，能努力抓远处的玩具。

**语言**　能发 da—da、ma—ma 的声音，但无意识。

**社会行为**　能认识镜子中的自己，能分辨出生人，有点儿怕生，能寻找失踪的玩具。

**8个月婴儿**

**粗动作**　能独坐片刻，俯卧在床上或地板上有试图向前爬的动作，能用四肢支撑身体，扶站时总是将一个脚放在另一个脚的上面，然后再把下面的脚抽出来。

**精细动作**　用拇指和食指像镊子状抓住物体，手中拿2块积木还试图取第3块，能有意识地摇铃，两手会传递玩具。

**语言**　能模仿声音，如咂舌，开始模仿和学习大人的音调、语气，有些宝宝还能发出像疑问句的上扬音调，或命令句的语调。

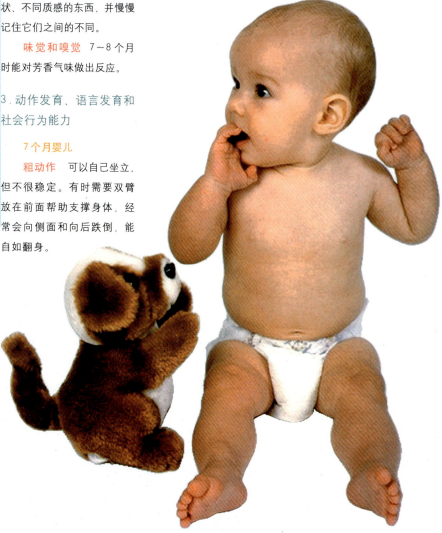

**社会行为** 懂得成人的面部表情，注意观察大人的行动，开始认识物体。

### 9个月婴儿

**粗动作** 会爬，爬行时能转身，能较久地独坐。双脚可以撑起体重，但无法保持平衡，如果扶住宝宝的腋下，宝宝能够站起来，并做出迈步动作。如果把孩子放在你的两腿之前，拉着宝宝的双手，宝宝也能走上一两步。

**精细动作** 拇指、食指捏住小丸，可以用食指抠东西，从杯中取出积木（正方形、边长2cm），积木对敲。

**语言** 能懂几个较复杂的词句，会欢迎、再见（手势），经常叽里呱啦说一大堆大人听不懂的话。

**社会行为** 能表示不要，玩拍手游戏，看见熟人会把手伸出来要抱。

### 10个月婴儿

**粗动作** 能迅速地向前、向后爬，对膝部、腿部的肌肉控制能力有很大的提高，会抓住周围的家具或栏杆努力使自己站立起来，但平衡能力仍然很差。

**精细动作** 拇指、食指动作更加熟练，一只手可以同时拿起两个东西，放开时有些不灵活，能拿掉扣住积木的杯子，能找盒子里的东西。

**语言** 模仿发声，能听懂成人简单语言的意思，对成人发出的声音能应答，如说"电灯呢"？他会看灯，并用手指着灯，听到成人说"再见"，他会摆手，听到"欢迎、欢迎"的声音，他会拍手。

**社会行为** 懂得常见物品名称、会表达感情，如摇头表示"不"。

### 11个月婴儿

**粗动作** 能扶物独站片刻，能蹲下取物，扶栏杆能走。

**精细动作** 打开包积木的纸，能把积木放入杯中，能模仿推玩具小车。

**语言** 有意识地发一个字音。

**社会行为** 懂得"不行"、"放下"等否定式命令，能和大人合作做游戏，抱奶瓶自食。

### 12个月婴儿

**粗动作** 独自站立稳，牵一只手可以走或独走，但表现得跌跌撞撞。

**精细动作** 能把书打开合上，能拿笔并留笔道，能从玩具箱中取出和放进玩具。能用杯喝水，用匙吃东西，能用手指抠小孔或小洞洞，能试着盖瓶盖。

**语言** 能说出5~10个简单的词，能有意识地叫爸爸妈妈，但有时会叫错，常常用一个单词表达自己的意思，如"外外"可能指"我要出去"或"妈妈出去了"，"饭饭"可能指"我要吃东西或吃饭"，能逐渐认识身体各部分名称和常见物品名称。

**社会行为** 能故意把东西扔掉又捡起来，能执行简单的命令，取来大人所指的东西，穿衣能配合，对人和事物有喜憎之分。

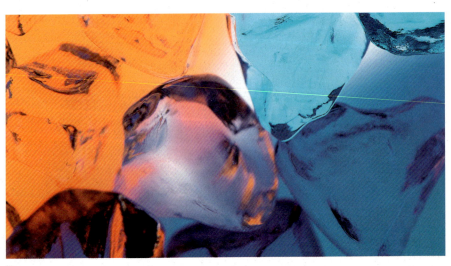

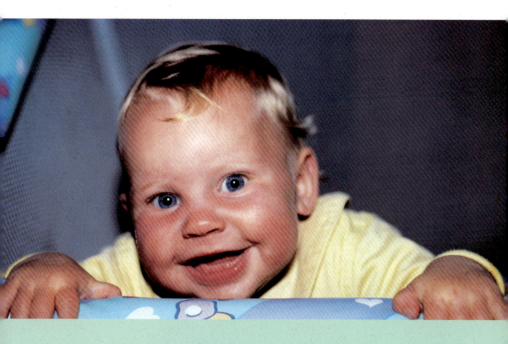

## （二）7～12个月宝宝的早教要点

### 1. 视觉

选择色彩鲜艳物体和图形刺激宝宝的视觉发育，同时尽量用一些有趣又生动的方法启发宝宝，比如多看些图画书和各种颜色的卡片，或者用真实物体做例子（如香蕉是黄色的，球是圆的等），而不是强迫宝宝识图认字，多提供能动和能发声的玩具，如汽车、飞机等。

### 2. 听觉和语言

多听音乐。音乐对人的智力发育非常必要。7～12个月的宝宝对音乐兴趣浓厚，有时会随音乐扭动身体，因此要给宝宝听旋律强而且悦耳的音乐。研究表明，让2岁以内的宝宝接触古典音乐效果更佳。多与宝宝说话，发音要准确、清晰、简明。爸爸妈妈可以给宝宝看一些与日常生活有关的、颜色鲜艳、图案逼真的图片，教婴儿认识生活中的常见物品名称，鼓励孩子重复一些简单的词语。爸爸妈妈也可以同时和宝宝进行发音的游戏，将语言和他能接触到的动作及物品联系起来，像车、床、门等。爸爸妈妈还要教宝宝认识身体各个部位的名称。比如说，妈妈可以先指着自己的眼睛说："这是妈妈的眼睛。"再用宝宝的手指指他的眼睛说：

"这是宝宝的眼睛。"过一会儿再重复问宝宝："我的眼睛在这里，宝宝的眼睛在哪里？"此阶段的宝宝很喜欢听故事，并且对故事有许多想象空间，妈妈的声音可以夸张一些，并且让宝宝参与故事的进行，也可以利用宝宝平常喜欢玩的玩具编一个故事给宝宝听，这会让宝宝更想知道和参与这个故事。

### 3.动作

#### 粗动作发育

训练爬、站立和行走。

**爬行训练**　从7~8个月开始进行爬行训练，将宝宝喜欢的玩具放在宝宝前面吸引宝宝，帮助宝宝轮换用右手和左腿或者用左手和右腿支撑身体向前移动，但爬行要注意时间，一般每次10~15分钟为好，在宝宝爬行费力时，可将玩具距离拉近，切不可让宝宝丧失信心，拒绝爬行。爬行训练时要注意保护宝宝。有些玩具会移动，可以让宝宝爬着去追。宝宝的爬行对身心的发展非常重要。

**扶物站立训练**　9个月以后的宝宝腿部肌肉有了力量，身体平衡性也大为改善，可训练扶物站立，但时间不宜过久，家长要在身边保护，周围要避免尖锐的东西，以免扎伤宝宝，有佝偻病的宝宝此项训练要延后，以防出现下肢畸形。也可以把玩具放在矮桌上，让宝宝试着站着玩。

**牵手走训练**　11个月大的宝宝可进行此训练，但要根据具体情况，时间不宜过久，宝宝手腕、肘关节肌肉和韧带发育不健全，过度牵拉易引起外伤。宝宝走路时跌跌撞撞要避免撞击硬物。最开始可借助

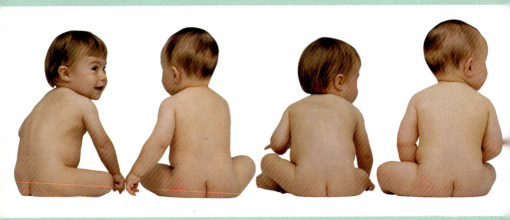

学步车，但不要长期应用，学步车不利于宝宝控制重心。有佝偻病的宝宝此项训练要延后，以防出现下肢畸形。一些可以拉的小汽车或是可以推的大玩具都可以吸引宝宝多走几步路。

#### 精细动作发育

训练玩积木和小物体，促进手的动作和手眼协调。宝宝喜欢两手握物把玩，应该提供一些色彩丰富的小玩具给宝宝，若是上面有按键可以按压发出声音更好。让宝宝自己用杯喝水，用匙吃饭，鼓励用笔，训练手指精细动作。也可以准备一些装在罐子里头的小饼干，当宝宝想吃的时候，让他自己把饼干拿出来吃。

（三）妈妈记事本

1. 8个月时宝宝要接种麻疹疫苗，12个月时要接种乙脑和流脑疫苗。

2. 每两个月带宝宝进行一次体格检查。

3. 7～12个月宝宝正常睡眠时间是14～15小时。

## （四）7～12个月宝宝的常见问题

### 宝宝比较容易生病

一部分免疫球蛋白能通过胎盘由母体传递给新生儿，足够新生儿生后6个月之用，加上初乳中含有丰富的免疫因子，所以大部分婴儿，特别是母乳喂养儿在出生后6个月内很少生病，过了6个月，因为来自母体的免疫球蛋白消失殆尽，自身免疫功能尚不健全，因此相对容易患病。

### 幼儿急疹是怎么回事

又叫婴儿玫瑰疹，是一种婴儿时期常见的急性出疹性传染病，与疱疹病毒感染有关，一般持续高热3～4天，热退后周身出现大小不等的红色皮疹，有的孩子皮疹仅局限于面部和躯干，皮疹一般不痒，本病预后好，感染后可获终身免疫力，无特殊治疗，对症处理即可。

### 什么是高热惊厥

简单地说就是由发热引起的抽搐发作，任何病原体引起的发热都可引起。高热惊厥多见于6个月至3岁的小儿，往往急起高热而后出现抽搐，一般24小时内不会发生第二次。高热惊厥易复发。初次发病往往体温很高，再次发作时体温即使不太高也可能发生。高热惊厥与小儿神经系统发育不完善、兴奋易泛化有关，单纯型高热惊厥预后良好。

### 高热惊厥能影响脑发育吗

高热惊厥有两种类型，即单纯型和复杂型，前者预后良好，而后者有转化成癫痫的可能，如果出现反复癫痫发作则可能影响脑发育。

### 出牙能引起发热吗

出牙是生理现象，但个别小儿可有低热、流涎、睡眠不安和烦躁的表现。

### 什么是乳牙萌出延迟

人的一生中有乳牙（20个）和恒牙（32个）两副牙齿，在生后4～10个月乳牙开始萌出，但乳牙萌出时间个体差异较大，与遗传、内分泌和食物形状有关，一般12个月以后乳牙仍未萌出者视为乳牙萌出延迟。

### 乳牙萌出延迟有哪些原因

乳牙萌出延迟有很多原因。其一，可能是外伤引起牙龈肥厚增生，使乳牙难以穿透其二，是宝宝患有佝偻病；其三，宝宝患先天性甲状腺功能减低症、各种染色体异常、生长激素缺乏，以及先天性颅骨或锁骨发育不全等疾病，也会使乳牙萌出受到影响。还有一种少见的疾病，即先天性缺牙症，这种患儿终生都不会出牙，常常伴有毛发稀少、皮肤光亮、无汗等症状，往往有家族遗传病史。所以，宝宝乳牙萌出延迟时，应该到医院拍个 X 线片，排除先天缺牙的可能，不能一味地等待。如果是牙龈肥厚引起，可在局部麻醉下切开牙龈，帮助乳牙萌出。若是全身性疾病引起的乳牙萌出延迟，应该在医生的帮助下，尽早查明病因，在对症治疗的基础上促进乳牙的萌出。

## 乳牙表面凹凸不平是怎么回事

正常情况下，乳牙是白色的，恒牙是淡黄色的。但如果宝宝在 4 个月至 7 岁间使用四环素类药物，或在乳牙发育钙化时期患有较严重的全身疾病，如佝偻病、营养不良等，会使牙釉质发育不全，此时不仅乳牙变色还伴有牙齿表面凹凸不平，以早产儿多见。所以在乳牙萌出早期应注意宝宝牙面的清洁，及时听取口腔科医生的建议。

## 认为"乳牙是暂时的，无关紧要"是错误的

乳牙是宝宝重要的咀嚼器官，健康的乳牙有助于胃肠消化食物，可为生长发育旺盛的宝宝提供必需营养素；同时健康的乳牙能发挥良好的咀嚼功能，有助于宝宝颌面部的正常发育；而且整齐的乳牙还能诱导恒牙的正常萌出；乳牙期也正是宝宝学习发音和讲话的主要时机，健康的乳牙有助于正确发音。如果龋坏或早失，便可导致恒牙萌出时间过迟、排列错位，还会形成歪脸、地包天等不美观的面容，使宝宝身心受到影响。因此，重视和保护乳牙非常重要。

## 宝宝何时开始刷牙

专家建议，从宝宝长第一颗乳牙起，就该给他刷牙了。这样不仅可以及早防止龋齿产

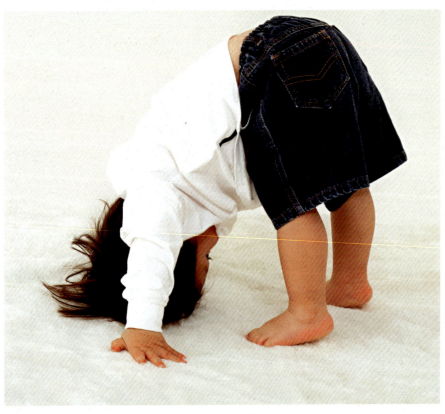

生，还可帮助宝宝从小养成良好的刷牙习惯。妈妈应该使用专门为宝宝设计的牙刷，如果他很抗拒刷牙，妈妈可以用干净的纱布缠在手指上，代替牙刷为宝宝刷牙。刷牙应该每天早晚两次，使用不含氟的婴儿牙膏。无论白天还是晚上，妈妈都不应让宝宝含着奶头睡觉，以防止龋齿产生。

### 宝宝11个月，一直母乳喂养，什么辅食也吃不进去，是缺什么

孩子辅食添加困难不一定都是由于微量元素缺乏造成的，与喂养习惯也有很大关系。出生时婴儿的味觉发育已很完善，4～5个月甚至对食物轻微的味道改变就很敏感，是味觉发育的关键期，也是辅食添加的黄金时期，错过这一时期，辅食添加就比较困难。虽然母乳喂养优点很多，但对于11个月大的宝宝来说，母乳中的营养成分已明显不足，不及时添加辅食而一味单纯母乳喂养，反而会造成微量元素的缺乏。

### 婴儿有孤独症吗

孤独症是一种严重的广泛性发育障碍，尚无有效的治疗方法，社交障碍、语言障碍和刻板行为是三大主要症状，所以婴儿期诊断困难。但国内有学者提出，孤独症儿童在婴儿早期就有一些特异性行为，提示大多数孤独症起病于生后早期，其症状发展是连续的，如果进行早期干预，可能有助于减轻患儿的功能障碍。其特异性症状包括没有社交微笑，没有目光对视，对环境反应淡漠，很难用声音、动作或玩具吸引患儿的注意，叫其名字没有反应等。

### 所有的疫苗都需要接种吗

计划免疫内的疫苗必须接种，一些收费疫苗可自愿接种。

### 接种疫苗就不生病了吗

这是片面观点。疫苗接种有预防作用，但不能完全阻止疾病的发生。比如接种了水痘疫苗的孩子还可能出水痘，这是正常的，但接种疫苗后往往病情较轻，恢复也很快。而且，疫苗不是万能的，很多疫苗是针对特殊病原体研发的，并不能全面预防疾病的发生。

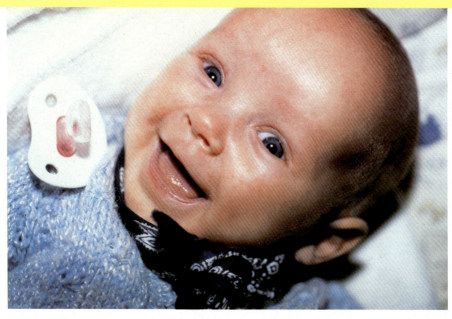

## 六、13～18个月宝宝的生长发育和早教

13～18个月的宝宝粗动作发育很快,1岁以后的宝宝已经有了行动能力,就要开始训练他的动作能力。宝宝的独立性也会随着行动能力出现而发展,若是宝宝对自己的肢体能力不够自信,他就会害怕,不会主动去探索和活动。因此,这个阶段,应该通过一些游戏训练他的大肢体能力,让他在安全的范围内练习走路,宝宝会逐渐建立自信心。这一阶段的宝宝开始主动探索环境,接触他喜欢、感兴趣的东西,处于各方面发育的转折点,从不会说到会说、不会走到会走、不会自己上厕所到会表达上厕所等,是促进宝宝各方面发展和培养良好习惯的关键时期。

### (一) 15～18个月宝宝的生长发育特点

#### 1.体格生长

| 体重（千克） | | |
| --- | --- | --- |
| 月份 | 男婴 | 女婴 |
| 15个月 | 9.59～11.81 | 9.04～11.14 |
| 18个月 | 10.06～12.44 | 9.54～11.76 |

| 身长（厘米） | | |
| --- | --- | --- |
| 月份 | 男婴 | 女婴 |
| 15个月 | 77.5～83.1 | 76.1～81.7 |
| 18个月 | 79.6～85.8 | 78.7～84.5 |

| 头围（厘米） | | |
| --- | --- | --- |
| 月份 | 男婴 | 女婴 |
| 15个月 | 45.8～48.4 | 44.8～47.2 |
| 18个月 | 46.4～48.8 | 45.3～47.7 |

| 胸围（厘米） | | |
| --- | --- | --- |
| 月份 | 男婴 | 女婴 |
| 15个月 | 45.3～49.1 | 44.3～48.0 |
| 18个月 | 46.2～49.8 | 45.0～48.6 |

**囟门** 12～18个月前囟闭合。

**牙齿** 乳牙顺序萌出,一般18个月时出12个牙。

#### 2.感知发育

**视觉** 发育进一步完善,18个月时已能区别各种形状。

**听觉** 能寻找不同响度的声源,隔壁房间有声音时,会歪着头聆听。能够听懂简单的语句并做出相应的反应。能够按照成人的问话指出自己的眼、耳、鼻等身体器官各部位。

#### 3.运动发育

**粗动作发育** 13～14个月的小儿能独站、独走几步,能弯腰拾东西,扶着栏杆可爬上台阶。15个月时走得很好,能后退走,能独脚站,能蹲着玩,

喜欢推童车。17个月时能小步跳，能爬上沙发。18个月时能爬上小梯子，能举手过肩，能有目的地扔皮球。

**精细动作发育** 13个月时能把圆圈套到木棍上，能拿笔在纸上乱画。14个月时能一次拿3~4块积木，能倒空容器里的东西。15个月时能叠一块方木，将两块积木搭高。16个月时能翻书2~3页。18个月时能画竖道，叠3~4块积木。

## 4.语言发育

语言飞速发展，13个月能准确叫爸爸妈妈，逐渐有唱歌的趋向。15个月时能清晰地说出几个词和自己的名字。18个月时能说15~20个字，能准确认识和指出身体的各个部分，并指认和说出家庭主要成员的称谓。

## 5.心理发展和社会行为能力

已逐渐具有自我意识，能表示同意或不同意，常把"不"挂在嘴边，对外界事物好奇心极强，经常会制造一些惊险场景，容易出现意外伤害。父母需逐渐培养宝宝的安全意识。能和别人做游戏，最喜欢变戏法和躲猫猫的游戏，乐于哈哈大笑；18个月时能表示大小便，懂命令，能自己进食，但泼洒较多，能双手端着杯子喝水；喜欢和别的小朋友见面，并具有自我控制能力，有成人在身边时能独自玩很久，能模仿成人做家务，能区分妈妈和阿姨，喜欢把东西集中到一起，能主动伸出手脚配合穿衣服。

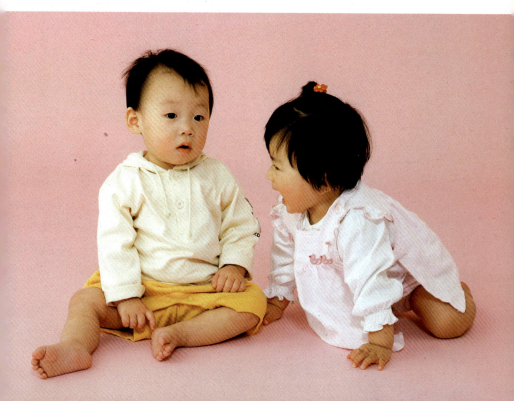

## （二）13～18个月宝宝的早教要点

### 1.动作

**粗动作发育** 让宝宝锻炼上楼梯台阶，练习爬小梯子，给宝宝准备能牵着走、带有声光刺激的玩具让宝宝拉着走，让宝宝蹲着玩汽车。给宝宝准备一个大的安全的空间让宝宝趴在地上玩，可以进一步促进爬、主动抓取的动作，通过向各个方向转身取物，锻炼身体的灵活性。父母可以和孩子一起玩皮球，或故意逗引宝宝到处奔跑，使他更灵活、更健康。在成人的扶持下，帮助幼儿进行有节奏的活动，做幼儿体操。还可以给宝宝一些玩具，

要他分别放入不同的箱子里，借此训练他的手眼协调能力。此外，宝宝的玩具最好放在抽屉的底层，让他可以自由拿取，除了练习走动和小肌肉的动作之外，也可训练宝宝自行收玩具的能力。

**精细动作发育** 教宝宝涂鸦，既可以练习握笔的动作，又可以开发宝宝的想象力。给宝宝准备一些可以安插的玩具，大一点的积木及套杯，训练宝宝的手指灵活性。另外，沙、土是很棒的天然玩具，可以训练小肌肉的力量和开发想象力。

### 2.语言和社会行为能力

多给宝宝讲故事，增加阅读时间，扩大语言涉及的范围，训练宝宝从说2个字的词向说句子过渡。这时候的宝宝喜欢扮演角色的游戏，爸爸妈妈可以和宝宝进行打电话的游戏。也可以利用宝宝绝佳的模仿能力，让他练习擦桌子、擦地板、收玩具。拿图卡给宝宝，让他开始认识图卡、学习命名。此外，这时候宝宝的小肌肉应该已经经过足够的练习，爸爸妈妈应该让宝宝开始自己拿汤匙吃饭、脱鞋袜等。

## （三）妈妈**记事本**

1. 每3个月带宝宝去做一次体检。

2. 13～18个月宝宝的正常睡眠时间是14～15小时。

3. 18个月时宝宝前囟未闭合是异常。

4. 超过12个月的宝宝乳牙未萌出是异常。

## （四）13～18个月宝宝的常见问题

### 前囟闭合延迟说明什么

前囟迟闭可能是先天性甲状腺功能减低症、维生素D缺乏性佝偻病和其他引起颅内压增高的疾病，应查明病因及时治疗。

### 什么是奶瓶性龋齿

奶瓶性龋齿是幼儿最常见的龋齿类型，常因由宝宝吸吮奶瓶而进入梦乡，放纵牙齿泡在乳汁或加糖的牛奶中，久而久之，使整排牙齿发生严重

的龋齿，还会造成牙列不齐。

### 如何预防奶瓶性龋齿

婴儿出生后，无论喂牛奶或母乳都应该抱着喂哺且最好能在二十分钟内喂哺完毕；出牙前，每次喂哺后多喂温水漱口；牙齿萌出后，就可以开始使用软毛牙刷为婴儿刷牙；6～9个月的婴儿要逐渐用杯子喝奶，也可用开水取代瓶中的奶或以逐渐稀释的方式来戒除睡前喂奶的习惯；婴儿乳牙陆续萌出后应该定期去儿童牙科医师处检查。

### 乳牙龋齿需要治疗

乳牙龋齿如果不及时治疗会有许多危害，龋齿会破坏牙齿结构，影响孩子咀嚼和进

食,当然也会影响营养吸收和颌骨的发育。乳牙龋齿还能影响恒牙的发育和萌出,导致牙齿发育缺陷和萌出异常,最终导致畸形。另外,牙齿残缺不全,还会使孩子的发音受到影响,有可能因此遭到小朋友的嘲笑,自尊心受挫,导致孩子不肯张嘴说话。

## 什么是屏气发作

是表现为呼吸运动暂停的一种性格行为异常,多见于6～18个月婴幼儿,5岁后逐渐自然消失。常在情绪急剧变化时发作,如发怒、恐惧、剧痛、剧烈叫喊时,表现为昏厥、意识丧失、口唇发紫、四肢强直,持续半分钟到1分钟后缓解,一日可发作数次。这种小儿多性格暴躁、任性、好发脾气,应加强家庭教养,耐心解释,避免粗暴打骂,尽量不让孩子有发脾气、哭闹的机会。

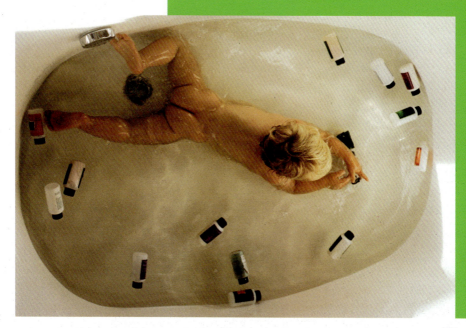

## 七、19～24个月宝宝的生长发育和早教

19～24个月的各方面发育日趋完善，是视觉、听觉、语言发育和生长发育的里程碑阶段，爸爸妈妈在宝宝2岁时要对宝宝的各项发育情况进行总体评估，及时发现异常情况，并采取干预措施。

| （一）19～24个月宝宝的生长发育特点 | | |
|---|---|---|
| **1.体格生长** | | |
| | 体重（千克） | |
| 月份 | 男婴 | 女婴 |
| 21个月 | 10.57～13.09 | 10.13～12.37 |
| 24个月 | 11.29～13.85 | 10.81～13.27 |
| | 身长（厘米） | |
| 月份 | 男婴 | 女婴 |
| 21个月 | 82.4～88.8 | 81.5～87.5 |
| 24个月 | 85.7～92.5 | 84.7～91.5 |
| | 头围（厘米） | |
| 月份 | 男婴 | 女婴 |
| 21个月 | 46.8～49.4 | 45.7～48.1 |
| 24个月 | 47.2～49.6 | 46.2～48.6 |
| | 胸围（厘米） | |
| 月份 | 男婴 | 女婴 |
| 21个月 | 46.7～50.5 | 45.6～49.2 |
| 24个月 | 47.5～51.3 | 46.3～50.1 |

**牙齿** 乳牙顺序萌出，一般24个月时出16个牙。

**2.感知发育**

**视觉** 2岁的宝宝能区分垂直线和横线。

**听觉** 能更加敏锐地确定声源。

**3.动作发育**

**粗动作发育** 已经具备良好的走路能力，步态稳，能顺利上下楼梯，会双足跳，能跑，但动作较僵硬，能自己搬板凳坐到桌边，能踢球，能将双脚放到儿童脚踏车踏板上。

**精细动作发育** 宝宝已经可以叠起6～7块积木，能用玻璃丝穿过扣眼，穿扣眼后能拉过线，能用勺或叉子吃饭，一只手拿杯喝水，泼洒渐少，能模仿画直线，能拼插玩具，能一页一页地翻书。

**4.语言发育**

能说短句子，能回答简单的题，能说出书中简单图片的名称，能掌握50个词，会说两句以上的儿歌，说出的话一半能让人听懂。

**5.心理发展和社会行为能力**

能完成简单的动作，能听从两个步骤的命令，如去拿你的球然后拿回来。能表达喜、怒、怕、懂。白天能控制大小便，开口要东西，能在大人帮助下主动穿脱衣服，先脱后

穿，假装给宝宝喂饭，喜欢帮忙做家务，愿意模仿大人的动作，2岁时已不再认生，易与父母分开。

## （二）19～24个月宝宝的早教要点

爸爸妈妈可以开始和他玩一些需要向后退步走的游戏，鼓励宝宝跑动和跳跃，锻炼倒退走的能力及四肢协调能力。此外，也要让宝宝有机会活动大肢体，所以要提供球类的运动，可多和宝宝玩踢球的游戏。这时候的宝宝已经出现较强的节奏感，会随着音乐律动，爸爸妈妈可以放点节奏明显的音乐，让他随着音乐起舞，不论是摇摆、拍手或是转圈甚至踏脚都可以训练他的大肢体运动。除了提供积木让宝宝堆之外，也可以给他各种形状的物体，让他练习配对和分类。宝宝已经可以完全理解大人的话，可以为宝宝读一些长一点、情节复杂一点的故事，并针对情节给宝宝提问题。继续让宝宝自己吃饭，让宝宝自理一些生活上的简单事情，如脱袜和脱衣服等。让宝宝玩水、玩沙子，鼓励宝宝画直线，教宝宝识别颜色。鼓励宝宝玩创造性游戏，如拼插玩具、过家家等。多让宝宝接触其他小朋友，增强合作意识，培养宝宝对他人的关心和同情心。

### （三）妈妈记事本

1. 每3个月带宝宝体格检查一次。

2. 正常睡眠时间 12～13 小时。

3. 此期应完全断奶。

4. 注意口腔卫生，在家长的帮助和督促下，锻炼宝宝自己刷牙。

5. 完成百白破疫苗复种。

## （四）19～24个月宝宝的常见问题

### 妈妈如何早期发现宝宝有些斜视

宝宝斜视如能及早发现并在最佳时间治疗，对宝宝的一生十分重要。因为一旦发展成弱视，看东西时就会没有立体感，而没有立体感的眼睛，就无法做精细的工作，就可能被快节奏的现代社会所淘汰。因此，当宝宝有以下情况时妈妈要引以重视：发现宝宝经常过度地揉眼睛；看东西时总是闭

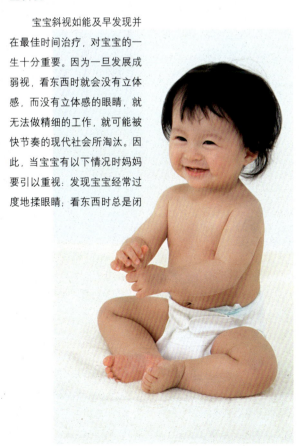

上一只眼睛、歪头或转动头；眨眼次数多，脚下常常被小东西绊倒；看东西时靠物体很近，不能看清近处或远处的物体；宝宝总抱怨自己看不清东西、看东西有重影（复视），看近的东西时想吐。

## 怎样把握宝宝斜视的最佳治疗时机

患斜视的宝宝，无论是哪一种，都要及时去看医生，治疗效果年龄越小越好，如果在3岁以前矫正，便能使两眼的视功能达到正常水平。一旦视力发育成熟，手术治疗效果往往欠佳，多数只是外观上的治疗，而两眼的视觉功能则很难达到正常。所以，妈妈要在宝宝3岁之前带宝宝做一次眼睛检查，这样才可以及早发现那些不易察觉的斜视和弱视，避免丧失最佳治疗时机。

## 哪些现象提示宝宝听力可能有问题

听觉发育对儿童来说非常重要，直接影响语言和智力发育。及时发现和矫治听力异常对宝宝一生具有重要意义。家长要留心听力异常，如：(1) 儿童对声音反应不佳：不同时期的婴幼儿对声音的反应也有所不同，可有惊跳、眨眼、头或身体转向声源等动作。如果发现儿童对声音无反应或反应下降，经常要求对方提高音量时，家长应引起足够重视。(2) 儿童说话晚或吐词不清。(3) 孩子经常无故跌倒，尤其是三岁以下儿童。如果发现孩子常常无故跌倒，就需引起注意，

除排除小脑肿瘤等疾病外，需请耳鼻喉科医生协助诊治。因为内耳畸形、梅尼埃病等都可引起听觉发育障碍伴眩晕。(4) 孩子经常"耳朵响"：即耳鸣，当孩子诉说"耳朵嗡嗡作响"时，应引起足够的重视。往往很大一部分耳鸣患者都伴有或多或少的听力下降。而中

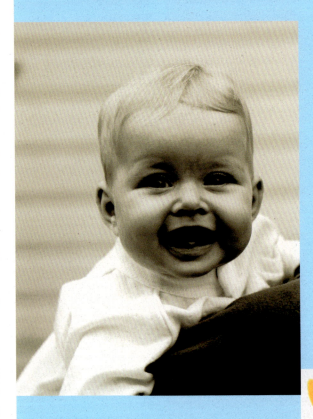

耳炎、耳毒性药物中毒等很多原因也可引起耳鸣，故不容忽视。(5) 还有一些疾病，如腮腺炎、中耳炎、药物中毒性耳聋等也会对婴幼儿的听觉发育造成影响。所以，家长要对宝宝细心观察，必要时定期作听力筛查，及时发现宝宝听力异常。

## 婴幼儿语言发育障碍有哪些不良后果

婴幼儿语言发育障碍的发生率高居各种发育行为障碍之首，2岁时的发生率约为17%。研究表明，婴幼儿期的语言障碍或语言发育迟缓若未及时得到有效的干预，不仅严重影响儿童的语言理解和语言表达能

力，还将影响儿童的社会适应能力，并使学龄期注意缺陷和学习困难等心理行为问题的发生率增加。这部分人群将成为各种情绪和行为障碍的高危人群，伴发焦虑、抑郁、社会退缩、沟通障碍、脾气暴躁、多动、攻击性及自伤等心理行为问题。国外的研究还发现，以注意缺陷和行为问题去精神科就诊的儿童中有30%～40%存在语言问题。

### 婴幼儿语言异常有什么表现

出现以下表现应警惕：1～4个月婴儿对母亲声音无应答；5～7个月咿呀发音减少；8～12个月不咿呀学语；13～20个月听不懂简单的吩咐；18～24个月不说有意义的字；24～30个月不执行吩咐；30～36个月语不成句或完全不为陌生人听懂。

### 宝宝舌系带过短会影响说话

宝宝舌系带过短会影响说话，尤其是一些卷舌音发不准。舌系带指舌根部的一条细细的黏膜，连接舌与口腔底部，张口舌尖向上卷曲时即可看到。正常舌系带可使舌头活动自如，舌尖可自然地伸出口外，或向上舔到上腭。如果舌系带过短，舌的前伸受限，不能伸至下唇外侧，舌尖部呈"V"形或"W"形，常造成吸吮、咀嚼和语言障碍，特别是在发音时，不能准确发出舌腭音及卷舌音，给人"大舌头"的感觉。舌系带是否过短，家长可在宝宝出生42天后的常规检查中，让医生检查一下。舌系带过短可通过手术矫正，做手术的时间以6个月左右为宜。

### 不要把语言发育障碍误认为贵人迟语

研究者发现，80%的2岁时语言能力稍差的孩子到7岁时在语言方面与同龄孩子已相差无几，但另外20%的语迟幼儿7岁时在语言方面依然逊

色。所以家长要重视孩子语迟的现象，在和同龄孩子的相比较中发现自己宝宝在语言方面落后于其他孩子，就要带孩子去医院检查，寻找原因，必要时给予干预训练，不要单纯认为是贵人迟语。

### 造成孩子语言发育障碍的原因

首先是先天异常，如软腭或舌系带过短，影响正常发音，可通过早期发现和医疗处理矫正；其次是后天环境不良，例如家长对孩子的语言教育差，孩子的不良语言习惯未被及时纠正，也可导致语言发育迟缓和发音不清、口吃等问题；再次是孩子口腔发育异常造成构音障碍。还有一些宝宝语迟是因为遗传，父母中有人在幼时语言发育也比较迟缓。研究表明，一些语言发育比较迟缓的孩子会随着年龄增长逐渐恢复正常，但是也有相当一部分是由于生长发育异常造成的，因此要尽早找出原因。

### 2岁宝宝身材偏矮要注意

身高增长是遗传和环境因素共同作用的结果，孩子2岁时身材矮小应高度重视，特别是父母身高正常的孩子，微量元素正常时应酌情作内分泌疾病的筛查，以尽早查明原因并及时治疗，千万不要有有苗不愁长和晚长的错误观念从而错过儿童发育的黄金时间。

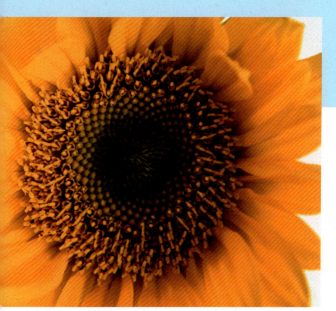

## 八、2～3岁宝宝的生长发育和早教

2～3岁的幼儿活动能力增强，语言能力突飞猛进，开始学会与同伴相处和部分生活自理能力，父母的责任是保护孩子的好奇和爱学习的天性，培养孩子自尊、自信和自控等品质，并做好入托的准备。

### （一）2～3岁宝宝的生长发育特点

#### 1.体格生长

| 年龄 | 体重（千克） | |
| --- | --- | --- |
| | 男婴 | 女婴 |
| 2.5岁 | 12.23～14.89 | 11.64～14.30 |
| 3岁 | 12.91～15.93 | 12.58～15.44 |
| 月份 | 身长（厘米） | |
| | 男婴 | 女婴 |
| 2.5岁 | 89.8～96.8 | 88.4～95.6 |
| 3岁 | 93.1～100.5 | 92.3～99.5 |
| 月份 | 头围（厘米） | |
| | 男婴 | 女婴 |
| 2.5岁 | 47.8～50.2 | 46.8～49.2 |
| 3岁 | 48.2～50.6 | 47.3～49.5 |
| 月份 | 胸围（厘米） | |
| | 男婴 | 女婴 |
| 2.5岁 | 48.5～52.1 | 47.3～51.1 |
| 3岁 | 48.7～52.9 | 48.0～51.8 |

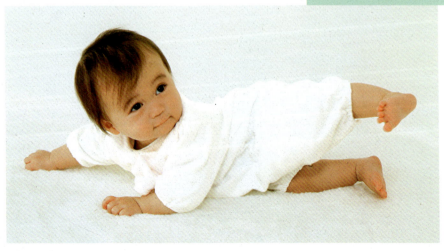

牙齿：乳牙顺序萌出，一般2.5岁时乳牙全部出齐，共20个。

## 2.感知发育

视觉方面，能分清一些基本颜色如红、黄、蓝、绿，并能分辨一些基本图形，如圆形、三角形、正方形等，还能判断椭圆、长方形、菱形、多边形等复杂的几何图形。听力方面表现在词音的辨别上更加准确，这为语言发展创造了条件。

随着心理的发展，知觉进一步发展，可以利用词把知觉对象从背景中分出，如用"小熊"一词把"小熊"从其他玩具中找出来，用"鼻子"、"嘴"等词把小狗的鼻子、嘴等认出来。随着幼儿动作和活动的发展，特别是随意行走的发展，各种复杂知觉也就初步发展起来了，出现了最初的空间知觉、时间知觉。两个东西分别放在不同的距离，他能知道哪个近哪个远。如果把他常用的一些东西和玩具改变存放的地方，开始他仍会到原来的地方去寻找，这说明他对一些物体的空间关系有了一定的了解。时间知觉方面知道"现在"和"等一会儿"，知道了"马上"和"很久"的区别，但这时候的空间和时间知觉还是很不准确，表现在乱用"今天"、"明天"、"后天"等时间概念上，明是很久以前的事也会说成"昨天"和"刚才"。还能在大人言语的指导下去感知事物，使感知表现出随意性的萌芽，这可看做是"观察"的萌芽。他们能粗略地感知物体的大小、形状、光滑粗糙、软硬和弹性等特性。在大人的引导下能够短暂地观看图片，进行初步的观察。这时期的孩子要多走出家门，在户外广阔的天地里，除了让孩子学习运动、语言、与人交往的能力，还要让他有充分的时间观察外界花草树木的五颜六色以及环境的变化，以锻炼他的视听和观察的能力。

## 3.运动发育

**粗动作发育** 2岁半时宝宝身体已较灵活，能单脚站1秒钟，能从台阶上跳下；3岁时动作敏捷，能跳、能跑、能用脚尖走几步，能跳远，能从平地跳上台阶，能两脚交替跳，会骑三轮童车，能丢球或东西。

**精细动作发育** 能穿6颗以上的珠子，会用剪刀剪纸，能模仿画圆，执笔如成人，能用积木搭建8层塔。

## 4.语言发育

2岁半宝宝能知道常见物品的用途，如杯子、勺子等。能

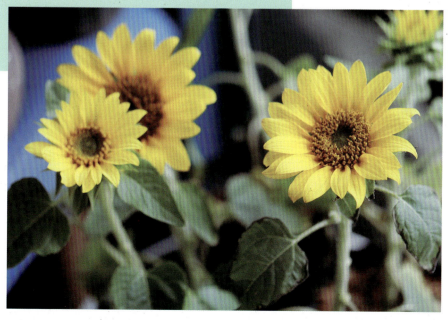

叙述发生过的简单事情，会说简单的儿歌，3岁宝宝能知道并应用你、我、他来表述事情，能说唱短歌谣，数3个数，并开始爱发问，喜欢重复问感兴趣的问题，知道自己的性别和年龄。会主动告知想上厕所；说的话有一半以上能让人听得懂。

## 5.心理发展和社会行为能力

2岁半时开始愿意帮大人做事，能很好模仿大人的动作，父母的动作是宝宝最爱模仿的，注意力可集中5~10分钟。3岁时会洗手、洗脸，自己吃饭比较干净，会自己穿脱没有鞋带的鞋子，能自己用汤匙吃东西或喝东西、会扣纽扣和解纽扣，愿意和小朋友做游戏，自己能独立模仿成人动作如刷牙，有同情心、自尊心，知道害羞，能日夜控制大小便。

## 6.认知能力

孩子2岁以后，对空间、时间和颜色知觉开始清晰，开始理解上下、里外、左右，理解简单的时间概念，懂得物体之间的关系。让他玩形状或颜色分类和益智拼图玩具时，他可以匹配形状和颜色，并开始理解数的概念，会伸出两个手指表示2岁。能从1数到10，知道数量的概念，如三只小猫、三个苹果。当他在纸上涂鸦后会说他画的是苹果或皮球。

## （二）2~3岁宝宝的早教要点

### 1.视觉

教宝宝认识红、绿、黄、白等颜色。

### 2.听觉

多听音乐，爸爸妈妈可选择各种乐曲、歌曲和宝宝一起欣赏，并以自己的情绪感染宝宝，使宝宝逐步感受乐曲、歌曲的性质，如活泼、欢快、抒情、柔和，并做出相应的情感反应，如高兴、生气，让宝宝分别用表情和简单的动作表达出来。爸爸妈妈可购买一些小乐器，如小鼓、木琴、口琴，也可以自制一些沙球、响板等，让宝宝自由地去摸摸、敲敲、吹吹，发出各种声音，激发宝宝的兴趣。还可以选购一些旋律优美、歌词简单的婴幼儿歌曲磁带放给宝宝听，在宝宝熟悉歌曲的基础上再教宝宝唱，还可以教宝宝做简单的动作，做音乐游戏。

### 3.动作

**粗动作发育** 父母要尽量提供安全、宽敞的场地让孩子到户外活动，在院子里、公园或公共活动场所玩，也可以做游戏和玩运动器材；可玩踢球游戏并帮助孩子掌握踢球的方向；多进行上下台阶的练习，开始扶栏一步一个台阶上下楼梯，以后发展为两足交替上下台阶。鼓励宝宝跳，扶孩子从台阶跳下来是孩子喜欢的活动。学骑小自行车。指导宝宝

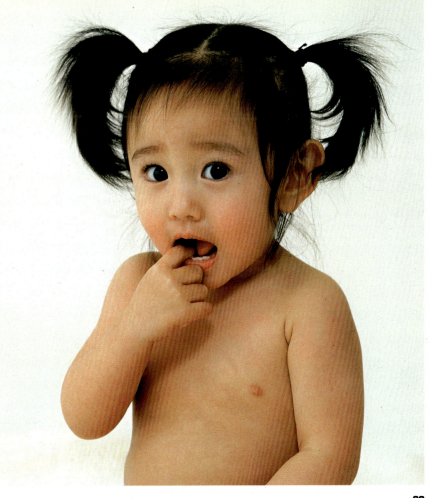

坐、立、行的正确姿势。

**精细动作发育** 让孩子搭高积木，学习搭火车、门楼和桥等。练习握笔画画。有意识地锻炼孩子手的技巧，可以让他学会旋转门把开门，扭开或盖上瓶盖，自己剥开糖纸，撕贴纸；要多玩拼插玩具、拼图、穿珠子和装豆子等游戏，此外玩彩泥和做手工折纸也能提高手的操作能力。

### 4.语言

利用一切和宝宝接触的机会，多和宝宝说话，对宝宝提出的问题尽量用语言而不是单纯手势来回答，认真对待宝宝的问题，不要含糊其辞或给错误答案，鼓励宝宝多与小朋友交流。

### 5.心理发展和认知能力

在日常生活中帮助宝宝理解数，可数一数彼此的眼睛、耳朵和手指头，数数筷子和饭碗等。还可比一比谁的饼干多，利用玩具和食物学习数学。增加复杂有逻辑性的游戏如过家家。这个阶段的宝宝有了初步的生活自理能力，最喜欢凡事自己动手做，此时父母千万不要剥夺宝宝学习的权利，除了制造机会及协助其完成外，更要适时地给予鼓励。

宝宝在自己动手的过程中，即使失败了，也是一种经验的累积与学习，当然，完成后的成就感，能让宝宝肯定自我能力。有了这些过程，将来忍受挫折的能力也会高一些。家长老是帮宝宝做一些事情，不但影响了宝宝精细动作的发育，还使孩子变得依赖父母而缺乏独立性。

**（三）妈妈记事本**

1. 每3个月进行一次体检。

2. 乳牙全部萌出。

3. 完成如厕训练，做入托准备。

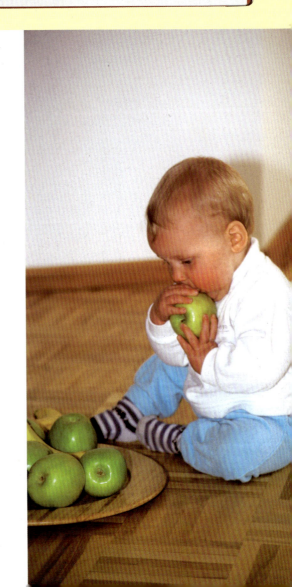

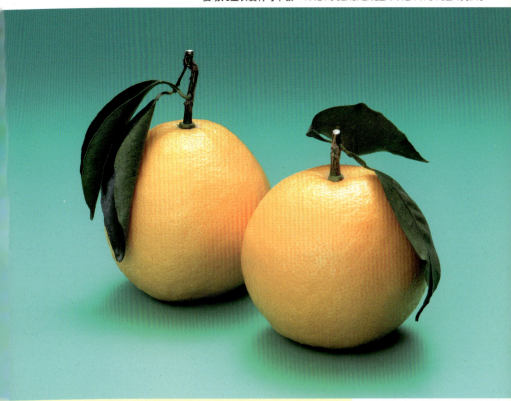

## (四) 2～3岁宝宝的常见问题

### 应付宝宝的第一个违拗期

医学上的"违拗期",即心理学上的"第一反抗期",都是婴幼儿自主独立的萌芽,多发生在1.5～2.5岁。家长不要单纯把这一时期的行为认为是不听话的行为,不能采用专制性教育或过度限制的态度,也不要轻易干涉,而应抓住这一时机对孩子的某些行为给予适当的鼓励,促进孩子自我意识的形成以及动作技巧、能力的发展,让婴幼儿多体验,在亲身体验中积累经验,体会成功的快乐。情感转移是缓解反抗情绪的最好办法。

### 预防营养性疾病的发生

0～3岁是营养性疾病高发年龄,要合理膳食,养成良好的进食习惯,认识和预防营养性疾病,否则会影响宝宝的健康和智力发育。

### 小儿肺炎都有发热吗

不一定,这与病原体、病程和宝宝的抵抗力有关。典型的肺炎症状是发热、咳嗽和气促。老百姓总是认为肺炎是发烧烧出来的,其实发热和肺炎没有必然联系,没有发热的孩子也可能患有肺炎,所以如果宝宝咳嗽时间长、咳嗽重,即使没有发热也要就诊,不要耽误了病情。

### 支原体感染都是肺炎吗

不一定。支原体只是一种病原体,上呼吸道感染和支气管炎也可由支原体感染诱发。

### 什么是感觉统合失调

感觉统合是大脑的功能,

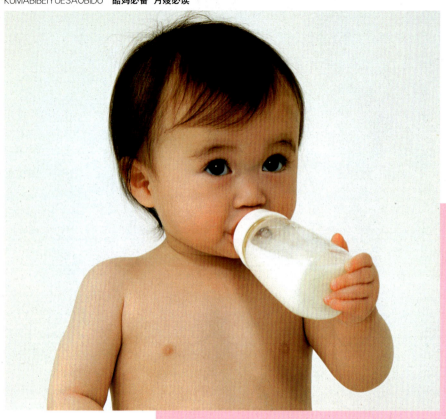

感觉统合失调即为大脑功能失调的一种。受先天和后天不良因素的影响，这个系统不能正常而有效地工作时，就会导致某种感觉在大脑整合系统中不协调，表现出种种心理和行为问题，这就是感觉统合失调，或称学习能力障碍。

什么样的孩子容易出现感觉统合失调

3岁以前，儿童的各种器官都在成长发育中，处于一种不稳定的状态，稍有偏差便容易产生感觉统合失调。以下几种情况造成感觉统合失调的可能性较大：1. 剖宫产所生下的孩子由于出生时没有受到应有的挤压和刺激，容易造成触觉过分敏感或迟钝；2. 人工喂养

的孩子，单一的吞咽姿势导致口腔肌肉无法得到锻炼，可能会造成口腔触觉敏感，致使长大后出现挑食、偏食、长牙慢甚至口吃等问题；3. 祖父母或保姆带大的孩子，由于过于悉心照料，经常把孩子抱在怀中，不让孩子乱爬乱动，关在家里不出去活动、没有与外界的交流，这样长大的孩子会丧失很多能力，活动空间狭小最容易导致孩子的感觉统合失调。

感觉统合失调对小儿有什么影响

感觉统合失调能全面抑制婴幼儿性格行为能力的发展。能影响幼儿语言的发展；能影响幼儿注意力的发展；能影响幼儿情绪的发展；能影响幼儿

自尊能力的发展；能影响人际关系的发展；能影响幼儿的学业成绩。

剖宫产宝宝生后进行哪些训练有助于纠正感觉统合失调

主要是以下三个方面的训练：（1）大脑平衡功能的训练：出生后前三个月，要适当地摇抱孩子，或让孩子躺在摇篮里，训练他们的前庭平衡能力。七八个月时可以多让宝宝爬行，不要过早地使用学步车。学会走路以后可以训练走独木桥、荡秋千等。（2）本体感的训练：剖宫产出生的孩子对自己的身体感觉不良、身体协调性差、动作磨蹭、写作业拖拉，有的孩子还会出现语言表达障碍和尿床等问题，可以训练他们翻跟头、拍球、跳绳、游泳、打羽毛球等活动。（3）触觉训练：对于两三岁以前孩子的吃手，不用限制他，再大一些还有咬指甲、咬笔头、爱玩生殖器等问题，则是孩子触觉敏感的反映。有的孩子容易发脾气、胆小、紧张、爱哭、偏食、爱惹人等。可以让孩子玩水、土、沙子，游泳、赤脚走路及洗澡后用粗糙的毛巾擦身体等，和小朋友一起玩需要身体接触的游戏。其实，感觉统合训练在日常生活中、在游戏中随时可以进行，多增加孩子动手和实践的机会。

警惕意外伤害

注意防止食物、果核、果冻、纽扣、硬币等异物吸入气管；警惕食物中毒和药物中毒、外伤、烫伤、电击伤、溺水和交通事故。

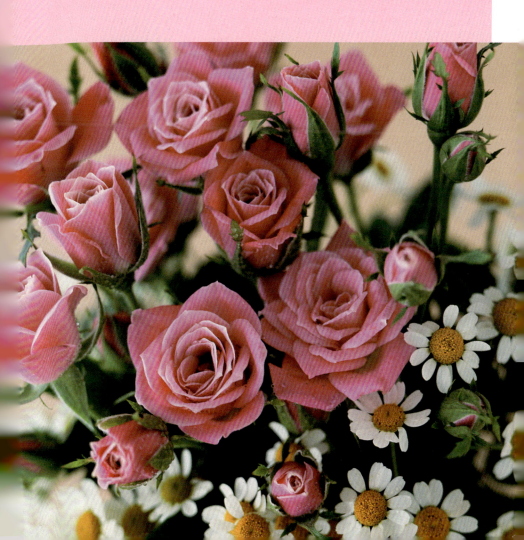

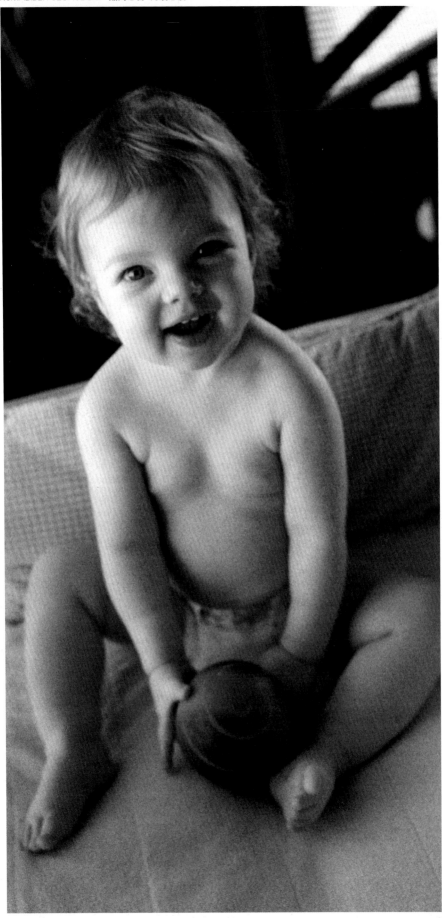